Gerald Mackenthun

Berichte an den Gutachter schreiben

BoD

Deutschland ist das einzige Land der Welt, in welchem Krankenkassen eine Psychotherapie als Gesundheitsleistung vollständig zahlen. Das kommt Patienten zugute, und einige Zehntausend Psychotherapeuten leben gut davon. Um davon zu profitieren, müssen sie sich an einige Regeln halten. Eine davon ist der „Bericht an den Gutachter“, in welchem Therapeuten den Antrag auf eine Psychotherapie für ihre Patienten begründen müssen.

Nicht wenige Therapeuten haben Probleme mit dem Verfassen des meist dreiseitigen Berichts. Insbesondere die Formulierung der Psychodynamik bereitet vielen Kopfzerbrechen. Dieses Buch will helfen, das Berichteschreiben so schlank wie möglich zu gestalten, ohne dass die Qualität leidet. Besonderes Augenmerk liegt auf der Psychodynamik einer dynamischen Psychotherapie.

Das Buch berücksichtigt die zum 1. April 2017 geänderte Psychotherapie-Richtlinie und Psychotherapie-Vereinbarung.

Privatdozent Dr. phil. Gerald Mackenthun ist niedergelassener Psychologischer Psychotherapeut in Berlin. Seit 2011 Jahren leitet er Kurse zum Berichteschreiben.

Gerald Mackenthun

Berichte an den Gutachter schreiben

in tiefenpsychologischen und psychoanalytischen Verfahren einschließlich der genauen Erörterung der Psychodynamik

unter Mitarbeit von M.Sc. Berenike Franzen und Dipl.Psych. Martina Wandhoff

BoD

FSC
www.fsc.org
MIX
Papier aus verantwortungsvollen Quellen
Paper from responsible sources
FSC® C105338

Internet: geraldmackenthun.de

Für sachdienliche Korrekturen und Hinweise wäre ich dankbar:
gerald.mackenthun@gmail.com

Für weitere Informationen siehe http://geraldmackenthun.de/berichte-schreiben/

1. Auflage August 2016

2., korrigierte und ergänzte Auflage August 2017

ISBN 978-3-7412-5189-4

Herstellung und Verlag:
BoD - Books on Demand, Norderstedt
www.bod.de

Inhalt

Übersicht über Beispiele

Tabellenübersicht

1 Vorwort

Es gibt gute Bücher zur Frage, wie Psychotherapeuten schnell und unkompliziert Berichte an den Gutachter schreiben können. Die meisten sind nicht unter 39,90 Euro zu haben und sie sind groß und dick. Die *Arbeitshilfe zur neuen Psychotherapie-Richtlinie 2017* vom Forum Verlag Herkert soll sogar 141,61 € kosten (Stand September 2017). Mit diesem bewusst schmal gehaltenen Buch versuche ich, eine kompakte und zugleich komplette Anleitung zum Schreiben von Berichten an den Gutachter vorzulegen.

Ich konzentriere mich auf die häufigste Antragsform, den Erstantrag für eine bis zu 60-stündige Psychotherapie im tiefenpsychologischen Verfahren für einen Erwachsenen.

Auf speziellere Probleme wie beispielsweise die Kinder- und Jugendlichentherapie oder die Gruppentherapie gehe ich kaum ein, auch Verlängerungsanträge oder der Widerspruch im Obergutachterverfahren kommen kaum oder nicht vor. Wer hier Hilfe benötigt, möge in anderen Büchern nachschlagen oder erfahrene Therapeuten fragen. Doch wer den Bericht grundsätzlich verstanden hat, wird auch mit den anderen Formaten gut zurechtkommen.

Die gesetzlichen Grundlagen werden hier ebenfalls nicht behandelt oder dokumentiert. Die entsprechenden Texte sind im Internet leicht zu finden.

Das Buch beruht auf eigenen Erfahrungen mit Schreiben von Berichten in tiefenpsychologischen und analytischen Verfahren. Seit über fünf Jahren biete ich dazu an meinem Ausbildungsinstitut in Berlin Kurse an. Die Ablehnungsquote durch Gutachter beträgt bei mir zwischen zwei und drei Prozent, mit sinkender Tendenz. Aus diesen Kenntnissen heraus entstand dieses Buch, von dem ich hoffe, dass es vor allem den Ausbildungskandidaten von Nutzen ist.

Berlin, im Sommer 2017

Hinweis: Aktualisierungen und Korrekturen werden unter *http://geraldmackenthun.de/berichte-schreiben/* eingestellt.

2 Das Problem

Warum fällt es vielen so schwer, einen Bericht zu schreiben? Die Gründe sind vielfältig.

Da wäre zunächst das Geld. Die Berichte werden nur unzulänglich honoriert. Im Durchschnitt braucht ein Therapeut drei bis vier Stunden für die Abfassung, honoriert wird der 2- bis 3-seitige Bericht mit nur 55 €.

Einige Therapeuten fühlen sich durch den Bericht beobachtet und in der Intimität mit den Patienten gestört. Der Gutachter wird zu einem „verfolgenden Objekt", der sich gar nicht in die Psyche des Patienten einfühlen könne. Oder sie haben Angst, dass ihre Therapie unter den strengen Augen des Gutachters, der in gewissem Sinne Vertreter des Gesetzes ist, nicht bestehen wird. Die Angst vor Ablehnung durch den Gutachter lähmt auch ambitionierte Berichteschreiber.

Einige Therapeuten können sich nicht eingestehen, dass sie die Herleitung der Psychodynamik noch gar nicht verstanden haben. Andere haben Mühe, die vielfältigen Theorien der dynamischen Psychologien auf den konkreten Patienten anzuwenden. Einige Therapeuten schätzen es nicht, sich selbst kritisch zu betrachten.

Es gibt Therapeuten, die fühlen sich aus der Symbiose mit ihren Patienten herausgerissen, wenn sie einen Bericht schreiben müssen. Das Berichteschreiben erscheint ihnen wie ein Fremdkörper.

Obwohl Psychotherapeuten das Abitur geschafft und ein fünfjähriges Studium absolviert haben, sind nicht wenige immer noch grundsätzlich unsicher im Schreiben und Formulieren.

Nicht wenige Therapeuten halten das Gutachterverfahren für reine Schikane; sie wollen sich von niemandem reinreden lassen und lehnen es auch ab, Rechenschaft über die Verwendung der Gelder der Krankenkassen (die ja Beiträge der Patienten sind) ablegen zu müssen.

Die Psychodynamik macht vielen Therapeuten die größte Angst. Man kann sie aber auch als Herausforderung und als Chance zum Lernen begreifen. Dieter Adler beispielsweise (Literaturangaben am Schluss) beschreibt sie wie das Auflösen eines Rätsels um die Ursachen der absonderlichen Störung eines Patienten (Adler, S. 31). Ich begreife sie als Herausforderung, die psychodynamischen Geheimnisse des Patienten zu erkennen und einen roten Faden von der Kindheit bis in die Gegenwart herauszuarbeiten. Auf welche Bedingungen stieß sein jeweils spezifischer Charakter und wie reagierte er darauf? Und was bedeutet das für die Lösung bzw. Unfähigkeit zur Lösung seiner aktuellen Probleme?

Ich halte es nicht für sinnvoll, den Antragsbericht ohne Verstehensgewinn schnell zusammenzuschustern. Er gibt mir Gelegenheit, zusammenhangsmäßig über die Vita der Patientin (zwei Drittel der Patienten sind Frauen) nachzudenken. Ich kann mir noch einmal das Gewordensein der Patientin vergegenwärtigen und zugleich selbstkritisch meinen Therapieplan und mein Vorgehen darauf abstimmen.

Das Berichteschreiben ist nicht nur sinnvoll, es ist auch machbar. Dieses Buch soll dabei helfen, die Angst vor dem Schreiben zu nehmen.

Mit den Änderungen in den Psychotherapie-Richtlinien vom April 2017 wurden einige Vereinfachungen eingeführt. Die kürzeren Therapieformen sind nur noch anzeigepflichtig, lediglich die Langzeittherapie ist gutachterpflichtig. Dieser Bericht kann jetzt kürzer gehalten werden. Ausbildungskandidaten und Psychotherapeuten werden mit diesem Verfahren leben müssen.

Bitte beachten, dass der Bericht weiterhin „Bericht an den Gutachter“ heißt. Der Gutachter schreibt ein „Gutachten“, obwohl dieses oftmals nur wenige Zeilen umfasst.

Es gibt professionelle Helfer, die beim Abfassen der Berichte helfen. Ein Erstantrag ist bereits ab 130 Euro zu haben. Die Kassenärztlichen Vereinigungen bestehen allerdings darauf, dass Therapeuten ihren Bericht selbst schreiben. Das müssen sie mit ihrer Unterschrift versichern. Die Helfer beim Berichterstellen nennen ihre Tätigkeit deswegen ausweichend „Berichtssupervision“.

Unabhängig davon sollte weiterhin für eine Erhöhung des Honorars für einen Bericht gestritten werden.

3 Ziel des Berichts

Ziel des Berichts ist es, den Gutachter davon zu überzeugen, dass das Geld der Krankenkasse in diesem Fall gut angelegt ist. Der Gutachter muss prüfen, ob eine Therapie bei diesem Patienten Sinn hat, ob ein angemessenes Verfahren gewählt wurde, ob eine andere Behandlung besser wäre und ob der Erfolg ausreichend erscheint.

Zu den „anderen Beratungs- und Unterstützungsangeboten" zählen die Schuldnerberatung, die Ehe-, Paar- und Familienberatungsangebote sozialer Einrichtungen, stationäre und teilstationäre Angebote von Kliniken oder Selbsthilfegruppen. Jeder Therapeut sollte sich eine derartige Adressenliste zusammenstellen. Die „anderen Beratungs- und Unterstützungsangebote" können uns Therapeuten daran erinnern, dass nicht jeder Hilfesuchende eine Psychotherapie braucht und wir nicht jeden potenziellen Patienten annehmen müssen.

3.1 Die Gutachter

Im Jahre 2015 arbeiteten für die Verfahren der Tiefenpsychologie und der analytischen Psychologie bundesweit nur 100 Gutachter und 13 Obergutachter. Diese haben im genannten Jahr 179.957 Gutachten und 1824 Obergutachten erstellt. 3,7 % aller Anträge wurden nicht befürwortet (gleich 6658). Der strengste Gutachter (von den Gutachtern für Tiefenpsychologie und Psychoanalyse) lehnte 10 % der Berichte ab, die mildesten nur ein Prozent. Von den 1824 Obergutachterverfahren wurden 25,9 % endgültig abgelehnt (gleich 472).

Die Varianzbreite lag 2011 (neuere Zahlen liegen nicht vor) zwischen 551 und 3578 Gutachten pro Gutachter. Die hohe Zahl von Fällen pro Gutachter mag mit erklären, warum es Gutachter bei ihrer Zustimmung häufig bei standardisierten Floskeln belassen. Ein Gutachter erhält für ein Gutachten von der Krankenkasse (Stand 2011) für einen Kurzzeittherapieantrag 18,40 €, für einen Langzeittherapieantrag 38,80 €. Für ein Obergutachten bei Langzeittherapie bzw. Fortführungsantrag zahlen die Kassen ein Honorar von 76,70 €. Diese Honorare haben sich seit Jahren nicht verändert.

Eine Ablehnung des Antrags auf Kostenübernahme kann verschiedene Gründe haben. Es ist wichtig, diese genau ins Auge zu fassen. Aus den Ablehnungsgründen ergibt sich die Reaktion des Therapeuten. Er kann den Gutachter anrufen und mit ihm ausmachen, was nachgeliefert oder geändert werden müsste.

Falls der Therapeut mit dem Gutachter nicht einig wird, kann ein Obergutachterverfahren angestrebt werden. Obergutachter folgen überwiegend den Argumenten der Therapeuten. Es lohnt sich also nicht, Angst vor der Reaktion des Gutachters zu haben. Im Gegenteil, man lernt viel daraus.

Die neue Psychotherapie-Richtlinie von April 2017 geht auf eine alte Kritik der ausschließlich tiefenpsychologisch arbeitenden Kolleginnen und Kollegen ein. Bisher wurden sie von analytisch ausgebildeten Gutachtern begutachtet. In einem neuen Ausschreibeverfahren (Juli und August 2017) wurden auch Gutachter mit einer ausschließlichen Qualifikation als tiefenpsychologisch fundiert arbeitende Psychotherapeuten bestellt.

Auf den Internetseiten der KBV kann man unter „Qualitätsbericht" grundlegende Informationen über Anzahl der Gutachter, ihre Verteilung unter den Therapieverfahren, Ablehnungsquote usw. abrufen. Derzeit (Ende 2017) liegt als aktuellster Bericht der von 2015 vor (http://www.kbv.de/media/sp/KBV_Qualitaetsbericht_2016.pdf; ausgegeben Januar 2016).

3.2 Zweck des Berichts

Das Gutachterverfahren ist ein Prüfsystem, das den legitimen Forderungen der Solidargemeinschaft folgt, die von ihr aufgebrachten Gelder für Psychotherapie auch nachvollziehbar einzusetzen. Da kann man in den für meinen Begriff nicht allzu sauren Apfel beißen und Berichte scheiben, zumal es bislang keine Alternative zu ihnen gibt. Wie alles im menschlichen Leben ist eben auch das Berichteschreiben ambivalent. Beispielsweise muss qualifiziert und geordert und es muss eine Diagnose gestellt werden. Man muss sich festlegen und entscheiden. Dadurch schafft man Ordnung.

4 Grundsätzliches zur Psychodynamik

Psychodynamik bezeichnet das gesamte Wechselspiel intrapsychischer und zwischenmenschlicher Kräfte. Die kindlichen Beziehungserfahrungen und die Qualität der Befriedigung kindlicher Bedürfnisse werden als Lernerfahrung verinnerlicht und konturieren die weitere Beziehungsgeschichte, ebenso die Persönlichkeit (Ich-Struktur, Charakter) mit ihren bewussten und unbewussten Anteilen. Je nach Qualität der Ausbildung der Ich-Struktur reagiert das Individuum bei potenziell pathogenen Ereignissen und Auslösern unterschiedlich: gesund, neurotisch oder persönlichkeitsgestört. Rudolf definiert Psychodynamik so:

> *Der Zusammenhang zwischen einer inneren, lebensgeschichtlich gewachsenen Disposition (unbewusste, vorherrschende Bedürfnisse und Gefühle) und äußeren Ereignissen, welche das bestehende psychische Gleichgewicht labilisiert, wird als Psychodynamik bezeichnet. Der Begriff meint das nicht bewusste, innere Kräftespiel im Hintergrund des bewussten Erlebens und Verhaltens.* (Rudolf 2005, S. 305, zit. in Jungclaussen 2013, S. 105)

Die traditionelle Indikation für psychodynamische Therapien (Tiefenpsychologie und Psychoanalyse) bis 2009 umfasste nur die *unbewusste* Psychodynamik *aktuell wirksamer neurotischer Konflikte.* In der Neufassung der Psychotherapie-Richtlinien aus dem Jahr 2009 wurden ausdrücklich zusätzlich *strukturelle Störungen* zum Indikationsbereich mit aufgenommen. Sich nur auf die aktuellen, unbewussten Konfliktstörungen zu konzentrieren, entsprach nicht der Realität in den Psychotherapie-Praxen. In vielen Fällen fand sich einfach kein klar umgrenzter Konflikt, wie dies eigentlich von den Richtlinien gefordert wird. Außerdem tauchten Trauma-Folgestörungen auf, die von der Analytischen Psychologie wegen der dort erwarteten und gewünschten Regression nicht behandelt werden können.

Ein zweiter Entwicklungsstrang ist der, dass sich unter dem Einfluss der modernen Psychotherapieforschung mehr und mehr eine Behandlungsmethodik durchsetzt, die die alten Grenzen der Theorieschulen überwindet und verschiedene Techniken integriert. Für viele Psychotherapeuten, auch in Kliniken, ist dies mittlerweile zur Selbstverständlichkeit geworden.

Die Formulierungen im seit April 2017 gültigen „Leitfaden zum Erstellen des Berichts an den Gutachter“ (Formular PTV 3; „PTV“ heißt „Psychotherapie-Vereinbarung“) nimmt darauf nicht wirklich Rücksicht, aber faktisch dürfen Therapeuten diese Entwicklung aufgreifen.

Die Ausweitung der Indikation und die Methodenintegration kann man „modifizierte Tiefenpsychologie“ nennen (Jungclaussen 2013, S. 19). Damit wird der alltäglichen Therapiepraxis auch sprachlich Rechnung getragen. Die Entwicklung ist noch nicht abgeschlossen. Autoren wie Jaeggi und Riegels (2009), Wöller und Kruse (2010) oder Rudolf (2001) haben nichts dagegen, weitere Techniken einzubeziehen, die aus anderen Verfahren stammen, wie zum Beispiel übende oder edukative Aspekte aus der Verhaltenstherapie, imaginative und ressourcenorientierte Ansätze und vielleicht auch körperorientierte Interventionen. Aber es ist zu beachten, dass einige dieser Techniken nicht zum regulären tiefenpsychologischen Bereich zählen und im Bericht nicht erwähnt werden sollten, auch wenn sie dann später in der Therapie angewendet werden.

Das zentrale Wesensmerkmal der tiefenpsychologischen Indikation ist laut Jungclaussen trotz aller Modifikationen die sogenannte *aktuelle Konfliktdynamik*. Gemeint ist, dass das frühere, lebensgeschichtlich erworbene Unbewusste in der Gegenwart in Aktion tritt. Die Tiefenpsychologie fokussiert im Unterschied zur Analytischen Psychologie eher auf das Gegenwartsunbewusste, also auf die *aktuelle* Konfliktdynamik. Eine andere Formulierung dafür lautet „aktuell wirksamer unbewusster Konflikt" (für das Jungclaussen das schreckliche Akronym AWUK gewählt hat; S. 20).

In der Tiefenpsychologie benötigt man die Vergangenheit insoweit, wie sie zum Verständnis der *aktuellen* sozialen Probleme und Symptome erforderlich ist. Dazu können bewusste wie unbewusste Konflikte gehören. Im Unterschied dazu sucht die Analytische Psychologie über den Weg der „neurotischer Übertragung“ den roten Faden zurück in die Vergangenheit. Mit „neurotischer Übertragung“ ist gemeint, dass ein Mensch alte – oftmals verdrängte – Gefühle, Affekte, Erwartungen (insbesondere Rollenerwartungen), Wünsche und Befürchtungen aus der Kindheit *unbewusst* auf neue soziale Beziehungen überträgt und reaktiviert. Diese Unbewusstheit ist aber oftmals gar nicht gegeben. Vielmehr können viele Patienten ihre Konflikte klar benennen, nur finden sie alleine nicht heraus und bedürfen der Unterstützung.

Man kommt der Psychodynamik auf verschiedenen Arten auf die Spur. Eine probate scheint mir zu sein, sich in den Lebensweg des Patienten hinein zu versetzen und zu erfassen, in welchem Dilemma er steckt und wie er da hinein kam. Das setzt ein erhebliches theoretisches Wissen und eine umfangreiche Menschenkenntnis voraus.

Der von der Kassenärztlichen Bundesvereinigung (KBV) herausgegebene „Leitfaden" (vom April 2017) legt nahe, dass man auf der intrapsychischen Konfliktebene und dem aktualisierten intrapsychischen Konflikt verbleibt. Aber genau darin liegt eine Schwierigkeit bzw. Unmöglichkeit, weil das psychoanalytische Entwicklungsmodell vielfach infrage gestellt, verworfen, überarbeitet, neu formuliert und durch andere wichtige Erkenntnisse stark relativiert wurde.

Man geht heute nicht mehr davon aus, dass bestimmte Entwicklungsphasen spezifische Konflikte und Neurosenstrukturen hervorbringen. Umgekehrt kann man auch nicht aus der Spezifik von Symptomen auf spezifische frühe Störungen schließen. Diese Versuche haben sich als falsche Fährte erwiesen. Es ist eigentlich nicht plausibel, dass theoretische Versatzstücke in den Bericht einfließen sollen, an die heute kaum noch einer glaubt.

Ferner hat sich die Erkenntnis durchgesetzt, dass ein Mensch nicht nur an unbewussten inneren Konflikten leidet. Vielmehr gibt es häufig klar erkennbare, aktuelle Konflikte mit dem Partner, dem Vorgesetzten, den Kindern, den Eltern etc. Dies sind vielfältige Gründe, die Hilfe eines Therapeuten in Anspruch zu nehmen. Die Verbindung zur Vergangenheit besteht darin, dass die Unmöglichkeit, diese zwischenmenschlichen Konflikte zu lösen, in Kindheit und Jugend liegen können. Sie können sich aber auch in jüngerer Vergangenheit aufgeschaukelt haben und die Ressourcen des Patienten aktuell überfordern (Anpassungsstörung). Und dann gibt es noch traumatische Belastungen aus jüngerer oder fernerer Vergangenheit, die auch einen eigentlich Gesunden überfordern.

Die Vorschläge im „Leitfaden" zur Formulierung der Psychodynamik sind also eindeutig zu eng gefasst. Der Therapeut sollte keine Hemmung haben, die bunte Vielfalt des Lebens in seinem Bericht zu beschreiben und die engen Grenzen herkömmlicher psychodynamischer Vorstellungen zu überwinden.

Das Verharren vieler Psychoanalytiker bei Freud und den Freudianern hat vielleicht auch mit der Angst zu tun, sich in dem Dschungel der Theorien und Paradigmen zu verlieren. Indem man bei Einführungen in die Tiefenpsychologie bei der Psychoanalyse stehen bleibt, vermeidet man die narzisstische Kränkung, genauso wenig Durchblick zu haben wie alle anderen.

4.1 Es gibt keine goldene analytische Theorie

Viele haben Probleme damit, die vielfältigen Theorien (oder ihre Versatzstücke) umzuwandeln in eine stringente Psychodynamik eines konkreten Patienten. An dem Gebäudekomplex der psychodynamischen Theorien (auch Flickenteppich, babylonische Sprachverwirrung oder Gemischtwarenladen genannt) haben seit 100 Jahren viele Architekten mitgearbeitet. Selbst Rudolf, ein ausgewiesener Kenner dieses unübersichtlichen Gebäudes, beklagt (2010, S. 1 und 10), dass man immer etwas anderes erzählt bekommt. Studenten und Auszubildende lernen viele Theorien kennen, aber viele bekennen, dass ihnen das Fundament fehlt. Auf welche Theorie soll man denn im Antrag Bezug nehmen?

Jungclaussen sagt unter Bezugnahme auf Sasse (2001) ziemlich klar: „Es gibt keine offizielle oder standardisierte Sichtweise darüber, nach welcher psychoanalytischen Theorie Sie den Antragsbericht zu schreiben haben, die von allen Beteiligten – ob Therapeuten oder Gutachter – geteilt werden“ (Jungclaussen 2013, S. 35). Oder Karl König:

> *In der Psychoanalyse haben wir bis dato kein überzeugendes Modell, das alle aus verschiedenen Perspektiven beobachteten und beobachtbaren Phänomene integrieren könnte. Vielleicht ist der Wunsch, ein solches Modell zur Verfügung zu haben, Ausdruck der Jagd nach einer Utopie; der Utopie, die menschliche Psyche in ihrer Komplexität aus einer Perspektive erfassen zu können. Vielleicht muss uns die Integration mehrerer Perspektiven für immer unmöglich bleiben, ähnlich wie es unmöglich ist, eine Stadt aus verschiedenen Perspektiven gleichzeitig zu erfassen.* (König 2004, S. 27, zit. in Jungclaussen 2013, S. 82)

Man kann nicht alle theoretischen Konzepte verinnerlichen. Jungclaussen hat auf der Basis der analytischen Hauptströmungen einen 12-seitigen Fragebogen entwickelt, den er SAFT nennt: *Schulenübergreifender ambulanter klinischer Fragebogen für Therapeuten.* Dort finden Sie viele weitere therapierelevante Fragen. Aber die Theoriebestandteile stehen auch hier meist unverbunden nebeneinander.

Tipp: Internet-Suche mit „jungclaussen ingo saft fragebogen".

4.2 Was bedeutet das für den Antragsbericht?

Ein Anfängerfehler besteht darin, zwischen den theoretischen Perspektiven hin und her zu springen. Der Bezug zum konkreten Patienten fehlt dann meist. Die theoretischen Versatzstücke wirken dann wie übergestülpt oder aufgeklebt. Theorie und Individuum werden nicht miteinander abgeglichen.

Entscheiden Sie sich für zwei bis drei Perspektiven (siehe Kapitel 7 bis 11), von denen Sie glauben, dass Sie sie verstanden haben. Sie brauchen nicht irgendein aufgeschnapptes Schlagwort einer Koryphäe einfließen lassen. Versatzstücke von Theorien sollten so gewählt werden, dass keine Widersprüche entstehen.

Anfänger im Berichteschreiben unterliegen manchmal einigen Irrtümern, die man vermeiden kann.

Der erste besteht darin, dann man *alles*, was man über den Patienten weiß, in den Bericht aufnehmen muss. Das ist nicht der Fall. Wählen Sie die biographischen Daten im Hinblick auf die aktuelle Symptomatik aus. Welche Belastungen erfuhr der Patient und welche (unzureichenden) Bewältigungsressourcen bildete er im Laufe seines Lebens aus, so dass er jetzt eine Psychotherapie aufsuchen muss?

Zweitens: Begrenzen Sie die Zeit, die sie auf das Schreiben des Berichts verwenden. Wie alle Tätigkeiten, die zu einem Erfolg führen sollen, müssen diese in einer begrenzten Zeit erledigt werden. Anfänger werden für Berichte länger brauchen als die Profis, die schon einige Jahre im Beruf arbeiten. Aber auch Anfänger sollten die Zeit, die sie auf das Berichteschreiben verwenden, begrenzen. Wer sich eine begrenzte Zeit vornimmt, wird schon von vornherein verschiedenes Material gar nicht erst heranziehen, weil er weiß, dass das Einarbeiten dieser Passagen in den Berichtstext zu aufwändig wäre. Der Bericht sollte in der Regel nicht länger als drei Seiten sein, formatiert in lockerer Schrift mit deutlichen Absätzen und keinem zu schmalen Rand.

Vermeiden Sie es, in immer kleinere Schrift, geringeren Zeilenabstand und schmaleren Seitenrand auszuweichen, um immer mehr Text unterzubringen.

Ein dritter Irrtum besteht darin, wenn man meint, man müsse dem Gutachter zeigen, was man theoretisch alles drauf hat. Das führt dazu, in einem abgehobenen, patientenfernen Fachjargon zu schreiben. Tatsächlich kann der Bericht fast frei von Fachvokabular verfasst sein, wenn nur eine stringente Geschichte erzählt wird. Jungclaussen (2013, S. 84) plädiert für einen eigenständigen Umgang mit den Theorien und für Eigenständigkeit im Formulieren. Die vielen Theorien würden eben auch mehr Freiheit bedeuten. Niemand muss sich mehr allein an den Theorien Freuds abarbeiten.

Schreiben Sie mit lebendigen Worten. Nutzen Sie Bilder oder Metaphern, schreiben Sie zum Beispiel vom kleinen Prinzen, der vom Thron gestoßen würde, statt von einer Krise in der ödipalen Phase. Damit wird zwar belegt, dass man die Theorie beherrscht, aber distanzierte Formulierungen lassen kaum erahnen, dass man mit dem Patienten mitschwingt und ihn verständnisvoll und wohlwollend betrachtet.

Es ist durchaus möglich, sich fast völlig von den manchmal umfangreichen Notizen zu lösen und anhand einer freien Erinnerung den Bericht zu formulieren. Steht dieser einigermaßen, kann man noch einmal die Notizen durchforsten, ob man etwas Wesentliches vergessen hat. Sofern man seinem Patienten aufmerksam zugehört hat, wird man aber nichts Zentrales übersehen.

Der Berichteschreiber sollte bedenken, dass das, was der Schreiber *nicht* in seinem Bericht hinein packt, vom Gutachter nicht gewusst werden kann! Es ist viel wichtiger, eine ansprechende und konsistente Geschichte zu erzählen, als sämtliche relevante und unrelevante Fakten in den Bericht hinein zu quetschen.

Relativ wenige Gutachter begutachten relativ viele Berichte. Wiederholungen in den Berichten, die aus Textbausteinen bestehen, können auffallen und werden von den Gutachtern nicht geschätzt. Andererseits wiederholen sich viele Lebens-ereignisse in den Biographien, so dass man Formulierungen aus früheren Berichten durchaus heranziehen kann. Es sollte aber immer darauf geachtet werden, die Patientin (die meisten unserer Schutzbefohlenen sind Frauen) lebendig und ihre Eigenart deutlich werden zu lassen. Es lohnt sich gleichwohl, eine kleine Sammlung von Beispielformulierungen anzulegen.

Hinweis: In diesem Skript finden Sie einige Textvorschläge, u.a. vollständige Berichtsbeispiele am Schluss.

Hinweis: In diesem Skript sind zudem mehrere Tabellen aufgeführt. Diese geben weitere Formulierungshilfe. Die Tabellen, übernommen aus einschlägigen Büchern und manchmal ergänzt durch eigene Erfahrungen, listen psychodynamische Reaktionsmöglichkeiten auf. Sie sind geeignet zum Nachschlagen und geben Anregungen zur Formulierung des eigenen Antrags.

„Nutzen Sie als Gradmesser für die Stichhaltigkeit einer Theorie Ihren gesunden Menschenverstand", mahnt Jungclaussen (2013, S. 85). Mit zunehmender klinischer Erfahrung und Kompetenz werden Psychotherapeutinnen die Teilaspekte zu einer selbst erarbeiteten Theorie integrieren und flexibel an die jeweiligen Patienten anpassen.

5 Aufbau des Berichts

Therapeutinnen (die Mehrzahl der Therapeuten sind heute Frauen) sind nicht wirklich gezwungen, sich an die Vorgaben des KBV-Leitfadens zum Erstellen eines Berichts zu halten. Die Gliederungspunkte sind als Hilfestellung gedacht und müssen nur bei Relevanz beachtet werden! Die mitgeteilten Informationen sollen begrenzt werden auf die Ursachen, das Verständnis und die Behandlung der beobachteten psychischen Störung. Mehr ist im Prinzip nicht gefordert. Wer das beherzigt, erspart sich eine Menge Arbeit.

Zugleich ist der Leitfaden eine wertvolle Hilfe beim Abfassen des Berichts. Man kann eine freie Form wählen. Aber gerade Anfänger tun gut daran, die genannten Punkte hintereinander abzuarbeiten. Dann kann man sicher sein, nichts vergessen zu haben.

Ich möchte im Folgenden zeigen, dass die 6 bis 7 Punkte dieses Berichtsmusters sinnvoll aufeinander abgestimmt sind. Es ist also angebracht, sich zunächst der inneren Logik des Berichtsmusters zuzuwenden. Ich werde die einzelnen Punkte nacheinander kurz durchgehen.

Hinweis: Der Leitfaden steht als PDF-Datei zur Verfügung in der KBV-Mustersammlung auf S. 7 unter
http://www.kbv.de/media/sp/02_Mustersammlung_PT.pdf (Stand Mai 2017).

Tipp: Drucken Sie sich dieses Blatt aus, bevor Sie fortfahren.

Neu ist ab April 2017, dass es nur noch *einen* Leitfaden für alle drei erlaubten Verfahren gibt: Verhaltenstherapie (VT), Tiefenpsychologie (TP) und Psychoanalyse (AP). Der Leitfaden gibt jeweils an, wer was beachten soll.

Hinweis: Der Bericht zu einem Antrag für eine Langzeittherapie soll zwei Seiten nicht überschreiten. In der Regel werden Sie tatsächlich drei Seiten benötigen, besonders in einer Kinder- und Jugendlichentherapie, weil hier noch die Eltern mit hineinkommen, die ja auch beschrieben werden müssen. Die Seiten sollten locker gestaltet sein. Es ist nicht günstig, immer mehr Material durch eine immer kleinere Schrift unterzubringen. Achten Sie auf ausreichende Seitenränder. Die Patienten-Chiffre sollte auf jeder Seite erscheinen, am besten auch noch der Name des Therapeuten.

Hinweis: Bitte beachten, dass die Form der Antragstellung ausschließlich auf Deutschland zutrifft.

5.1 Punkt 1 – Relevante soziodemographische Daten

Im Folgenden wird der „Leitfaden“ (PTV 3) ausführlich vorgestellt. Die dort auftauchenden Punkte werden einzeln erläutert, wobei zunächst der Inhalt des jeweiligen Punktes des Berichts laut Informationsblatt zitiert wird. Diese Vorgaben werden sodann erläutert. Der jeweilige Berichtspunkt schließt ab mit einer Beispielformulierung.

Vor dem April 2017 begann der Bericht mit den „Spontanangaben des Patienten“. Das fand ich sinnvoll. Der Patient kam mit Sorgen, Problemen und Klagen. Diese sollten vom Therapeuten angehört und notiert werden. Das war für meine Kollegen und mich ein guter Einstieg in den Bericht.

Jetzt also: „relevante soziodemographische Daten“

Im Leitfaden wird erläutert:

- *Bei Erwachsenen: aktuell ausgeübter Beruf, Familienstand, Zahl der Kinder*
- *Bei Kindern und Jugendlichen: Angaben zur Lebenssituation, zu Kindergarten oder zu Schulart, ggf. Schulabschluss und Arbeitsstelle, Geschwisterzahl und -position, zum Alter und Beruf der Eltern und ggf. der primären Betreuungspersonen*

Ob so ein Einstieg optimal ist? Immerhin erhält der Gutachter einen ersten Überblick darüber, wen er sozial (nicht psychologisch) vor sich hat.

Beispiel 1: Beispielformulierung zu soziodemographischen Daten

*(Chiffre **N 260295**; diese fingierte Chiffre dient dem Wiederfinden des fortlaufenden Berichts in den folgenden Punkten) Die 22-jährige Patientin kommt auf eigenen Wunsch zur Therapie. Sie wohnt mit ihrem Partner zusammen und ist ausgebildete MTLA (Medizinisch-technische Laborassistentin). Seit einigen Wo-*

chen ist sie krankgeschrieben; ihr Arbeitgeber hat ihr jetzt in der Probezeit gekündigt.

5.2 Punkt 2 – Symptomatik und psychischer Befund

Im Leitfaden finden sich folgende Hinweise:

- *Von der Patientin oder dem Patienten geschilderte Symptomatik mit Angaben zu Schwere und Verlauf; bei Kindern und Jugendlichen diesbezügliche Angaben von Eltern und Bezugspersonen, Informationen aus der Schule*
- *Auffälligkeiten bei der Kontaktaufnahme, der Interaktion und bezüglich des Erscheinungsbildes*
- *Psychischer Befund*
- *Krankheitsverständnis der Patientin oder des Patienten; bei Kindern und Jugendlichen Krankheitsverständnis der relevanten Bezugspersonen*
- *Ergebnisse psychodiagnostischer Testverfahren*

Punkt 2 ist eine Sammlung von Symptomen oder bemerkenswerten Auffälligkeiten, die einen ersten Hinweis darauf geben, ob die Therapie schwierig oder leicht zu gestalten sein und in welche Richtung sie sich entwickeln wird.

5.2.1 Symptomatik

Die Symptomatik ist das aktuelle Endergebnis einer neurotischen bzw. psychisch gestörten Entwicklung. Es ist das, was uns der Patient zunächst präsentiert; für den Therapeuten aber ist es der Endpunkt einer längeren Entwicklung, die vielleicht schon in den ersten Lebensjahren angebahnt wurde.

Zunächst soll der Patient seine Symptome, Leiden und Einschränkungen schildern (Spontanangaben). Alle belastenden und lebenseinschränkenden Symptome sind zunächst wichtig und sollen vom Therapeuten erfasst werden. Patienten können im Erstinterview körperliche Symptome präsentieren, während der Therapeut bereits psychische Störungen erahnt. Umgekehrt können Patienten psychische Beschwerden vorbringen und übersehen, dass körperliche Beschwerden eine starke mitverursachende Rolle spielen. Zu den Symptomen gehören auch ungelöste innerpsychische Konflikte und Konflikte mit anderen Menschen oder Institutionen. In der Regel werden die seelischen Störungen von körperlichen begleitet. Beide Seiten sind wichtig.

Es sollte klar werden, warum der Patient eben zu diesem Zeitpunkt kommt (z. B. wenn die Symptome schon länger bestehen) und durch wen oder was er veranlasst wurde, einen Therapeuten zu konsultiert.

Der Punkt „Symptomatik" wird am besten in indirekter Rede formuliert. Er gewinnt jedoch an Lebendigkeit, wenn einzelne prägnante Aussagen in direkter Rede zitiert werden.

Hinweis: Der Bericht ist generell anonym. Das heißt, der Gutachter soll vor allem namentlich nicht erkennen können, um wen es sich handelt. Die Gefahr einer Erkennung mag in einer Großstadt nicht groß sein, wohl aber in kleineren Städten und auf dem Lande. Das bedeutet, dass kein Klarname genannt werden darf.

Tipp: Sie können ausgedachte Namen verwenden mit dem Zusatz „Name geändert". Vollständige Namen statt Kürzel (Frau A.; Herr B.) haben den Vorteil, dass sich der Bericht flüssiger und leichter lesen lässt. Sie können aber auch durchgehend vom „Patienten" oder der „Patientin" sprechen.

Therapeuten sprechen im Bericht oftmals von sich in der dritten Person: „Der Therapeut deutet dies ...". Gemeint ist natürlich der Verfasser des Berichts. Sie können aber auch von sich selbst sprechen: „Ich bin mir nicht sicher, ob ...", da ja klar ist, dass Sie als konkreter und lebendiger Therapeut den Bericht verfasst haben und dies mit Ihrer Unterschrift dokumentieren.

Tipp: Erfahrene Therapeutinnen formulieren schon im Erstgespräch im Kopf erste Hypothesen zur Psychodynamik. Es wäre übrigens nicht schlecht, schon nach dem Erstgespräch – oder wenn klar ist, dass man zu einer Psychotherapie zusammenkommt – mit dem Berichteschreiben zu beginnen. Dann ist der Eindruck noch frisch und das Schreiben fällt leichter.

Natürlich soll der Patient erst einmal erzählen. Er hat sich oft schon wochenlang mit der Frage befasst, ob er nicht doch zu einem Psychotherapeuten gehen sollte, um seine Probleme, die er allein nicht lösen kann, endlich mal zu besprechen. Er hat sich innerlich vorbereitet. Für ihn ist das Erstgespräch eine besondere und sicherlich aufregende Situation, während der Patient für den Therapeuten vielleicht schon der siebte oder achte des Tages ist. Dennoch hat der Patient das Recht, besondere Aufmerksamkeit und echtes Interesse zu erwarten.

Es ist nicht nötig, bereits im Erstgespräch ein umfassendes Bild des Patienten zu gewinnen, immerhin sind für die Probatorik mindestens zwei bis maximal vier Stunden vorgesehen – abgesehen von der zusätzlichen „Sprechstunde". Der Therapeut kann sich Zeit lassen, mit Nachfragen langsam eine Struktur in die Erzählung des Patienten zu bringen.

Wichtig: In der Probatorik wird oftmals viel Material gesammelt, doch im Bericht müssen nur die relevanten Symptome und ihre Entstehung und Ursachen (aus der Sicht des Patienten) auftauchen. Mit zunehmender Erfahrung wird es dem Therapeuten möglich sein, schon früh Relevantes von Nichtrelevantem zu unterscheiden.

Ein anderer Punkt kann vielleicht schon hier geklärt werden: Darf und soll man als Therapeut während der Sitzung mitschreiben? Einige Therapieschulen und Ausbildungsinstitute, insbesondere die orthodoxe Psychoanalyse, halten das Mitschreiben für eine Ablenkung in der Konzentration auf den Patienten. Hier werden Gedächtnisprotokolle *nach* der Stunde angefertigt. Die meisten aber sehen im Mitschreiben während des Gesprächs kein Problem. Bei mir jedenfalls hat sich noch nie ein Patient beschwert. Höflicherweise fragt man zu Beginn, ob es Recht ist, wenn man das Gesagte gleich notiert.

Hinweis: Altersangaben werden immer vom Patienten aus gesehen eingefügt. Wenn bei der Geburt des Patienten die Mutter 26 und der Vater 27 Jahre alt war, so wird das mit einem Pluszeichen angedeutet: „Mutter (+26), Vater (+27)". Umgekehrt bei jüngeren Bezugspersonen: „Bruder (-2), Schwester (-10)".

Beispiel 2: Beispielformulierung zur Symptomatik

> (Chiffre N 260295) *Die Patientin berichtet von einem anhaltenden Gefühl der Traurigkeit sowie von starken Verlust- und Zukunftsängsten. Sie weine viel, fühle sich hilflos und sei einfach unglücklich mit allem. Insgesamt fühle sie sich unverstanden von jedem („niemand kann es nachfühlen"). Auch habe sie vermehrt Kopfschmerzen („jeden Tag, unterschwellig") und manchmal auch Bauchschmerzen. Frau N. bemühe sich jeden Tag und „Schritt für Schritt" wieder um einen „normalen Alltag". Ihren Haushalt schaffe sie noch nicht, sie*

schaue dann lieber Fernsehen. Die Patientin hofft, dass sie noch länger krankgeschrieben wird. Sie habe Angst, wie es weitergehen soll („beruflich habe ich keine Idee"). In der Partnerschaft leide die Patientin unter großen Verlustängsten. Sie sei sehr eifersüchtig. Auch vermisse die Patientin ihren Freund „tagsüber ganz doll". Sie wisse nicht, was sie ohne ihn anfangen solle. Es fühle sich wie eine Art von Traurigkeit an – eine „innere Traurigkeit". Insgesamt habe Frau N. außer ihrem Partner wenig bis keine sozialen Kontakte.

Oder aus einem anderen Bericht:

Die Pat. berichtet, seit einer Beziehungskrise und einem zur gleichen Zeit begonnen Job unter Niedergeschlagenheit, innerer Unruhe sowie Leere, Antriebslosigkeit, Einschlafstörungen, Hoffnungslosigkeit, starken Selbstvorwürfen, Schuldgefühlen und gelegentlichen Magenschmerzen zu leiden. Sie fühle häufig eine diffuse Angst, sei „noch unsicherer als sonst", habe zunehmende Verlust-, Versagens-, und Zukunftsängste. Sie grüble viel. Die Beziehungskrise sei im Juni ausgelöst worden, nachdem eine zwei Jahre zurückliegenden Affäre der Patientin bekannt geworden war. Durch die Arbeit, die privaten Probleme und Sorgen könne sie sich noch schlechter als zuvor auf die Herausforderungen und Aufgaben der Universität konzentrieren. Weil sie jene zunehmend aufschiebe, leide sie zusätzlich unter großen Schuld- und Schamgefühlen.

5.2.2 Erscheinungsweise und Erscheinungsbild

Hier soll der Berichterstatter in wenigen Zeilen ein möglichst lebendiges und aussagekräftiges Bild des Patienten zeichnen. Wichtig sind auch Absonderlichkeiten, Auffälligkeiten und Abweichungen vom Erwarteten. Interpretationen sind noch nicht gefragt, aber der Therapeut kann eventuell schreiben: „Mir kam es so vor, als ob ..."

Denn hier ist Gelegenheit, über *Gegenübertragungsgefühle* zu sprechen. Was ruft der Patient, die Patientin in mir hervor?

Die Gegenübertragung wird von den Berichteschreibern gerne vergessen. Dabei sind diese Gefühle mit entscheidend für den weiteren Verlauf: Verleitet mich eine positive Gegenübertragung dazu, zu viel Verantwortung zu übernehmen? Manipuliert mich der Patient eventuell? Habe ich meine negativen Gegenübertragungsgefühle im Griff? Erkenne ich sie überhaupt?

Betrachten Sie die Patientin genau und notieren Sie Aussehen, Kleidung, Haartracht, Erscheinungsbild, Sprechweise, Zugewandtheit etc.

Um etwas Typisches der Patientin aufzugreifen, kann eine „Szene“ beschrieben werden. Manchmal wird eine Erinnerung (in Form einer Situation oder einer Szene, ähnlich einer kurzen Videosequenz) berichtet, die exemplarisch etwas Grundlegendes beleuchtet (siehe hierzu auch Kapitel „Szenisches Verstehen“ weiter unten).

Beispiel 3: Beispielformulierung zu "Erscheinungsweise und Erscheinungsbild"

> (Chiffre N 260295) *Die 22-jährige kleine und jünger wirkende sowie augenscheinlich leicht übergewichtige Patientin in altersentsprechender, eher unauffälliger Kleidung wird zum ersten Termin von ihrem Freund begleitet. Sie ist freundlich-zugewandt, wirkt jedoch im Erstkontakt sichtlich angespannt. Sie berichtet zunächst zurückhaltend mit einem fast kindlichen Tonfall, im Verlauf jedoch flüssiger von ihrer aktuellen Problematik und Biographie.*
>
> *Die Patientin ist mir auf Anhieb sympathisch und weckt mit ihrer Lebensgeschichte mein Interesse. Frau N. kann emotionalen Kontakt aufnehmen und ist affektiv schwingungsfähig. In der Gegenübertragung löst die Patientin Hilfsbereitschaft und „mütterliche“ Gefühle aus. Sie scheint schon viel über ihre Symptomatik und Lebensgeschichte nachgedacht zu haben.*

Oder aus einem anderen Bericht:

> *Im Erstkontakt erscheint eine jünger wirkende, zierliche und modisch gekleidete Frau. Die Pat. ist offen und freundlich zugewandt. Die Körperhaltung ist aufrecht, leicht angespannt. Sie drückt sich in einem angenehmen Gespräch mit monotoner Stimme aus, jedoch strukturiert und nur gelegentlich vom Thema abkommend. Dabei spielt sie durchgängig mit einer Strähne ihres langen Haares. Die Pat. wirkt teilweise über die Maßen bemüht, alles „richtig“ zu machen und zu gefallen. Die positive Übertragung entfaltet sich schnell, wobei eine Unruhe in mir aufkommt. Im Kontakt bekomme ich bald das Gefühl, die Pat. mit*

Vorsicht zu behandeln und viel umsorgen zu wollen. Bereitwillig übernehme ich die Rolle des Hilfs-Ich.

5.2.3 Psychischer Befund

Festgestellt werden soll, ob ein Patient für eine Psychotherapie geeignet ist.

Der psychopathologische Befund umfasst die psychiatrisch relevanten Anteile der Persönlichkeit:

- Bewusstsein
- Aufmerksamkeit und Konzentration
- Gedächtnis
- Orientierung
- Wahrnehmung
- Denken
- Affektivität
- Antrieb

Auch wenn die Bewusstseinslage der Patientin oder ihre kognitiven Fähigkeiten zu wünschen übrig lassen, muss es hier beschrieben werden, denn das wird voraussichtlich die Therapie erschweren.

Es gibt eine große Anzahl von Ausschlussgründen für eine Psychotherapie! Man kann diesen Punkt aber im Grunde mit einem Textbaustein abtun. Dieser könnte in etwa lauten:

Beispiel 4: Beispielformulierung zum psychischen Befund

(Chiffre N 260295) Ihre Introspektionsfähigkeit wirkt ausreichend, ihr Leidensdruck ist spürbar, ihre Motivation hoch. Die Patientin ist wach und allseitig orientiert. Es bestehen keine Hinweise auf mnestische Defizite, qualitative und quantitative Wahrnehmungsveränderungen sowie inhaltliche Denkstörungen. Der Affekt ist deutlich depressiv, der Antrieb mäßig vermindert. Es besteht ein weitgehender Verlust von Lebensfreude. Zum Zeitpunkt der Exploration gibt es keinen Anhalt für Suizidalität.

Oder aus einem anderen Bericht:

> *Die Pat. ist wach, allseitig orientiert und bewusstseinsklar. Es gibt keinen Anhalt für formale und inhaltliche Denkstörungen. Die Pat. ist affektiv schwingungsfähig. Das intellektuelle Leistungsniveau liegt dem klinischen Eindruck nach im obersten Normbereich. Es lassen sich keine Anzeichen für Gedächtnisstörungen finden. Krankheitsverständnis, Krankheitseinsicht, Introspektions- und Reflektionsfähigkeit sind gegeben.*

Der „psychische Befund" enthält noch einen wichtigen Baustein, der nicht übersehen werden darf: die *Suizidalität*. Diese muss – wenn vorhanden – unbedingt erwähnt und in ihrer Schwere und Bedenklichkeit eingeschätzt werden.

Beispiel aus Leichsenring (2006, S. 19) für einen psychopathologischen Befund:

> *Die Patientin ist wach, bewusstseinsklar und zu allen Qualitäten orientiert. Aufmerksamkeit und Konzentrationsfähigkeit sind leicht eingeschränkt, so kann die Patientin nur schwer einem langen Spielfilm folgen; das Gedächtnis ist ungestört. Es findet sich kein Anhalt für halluzinatorisches oder paranoides Erleben, das Denken ist etwas verlangsamt und auf pessimistische Zukunftsvorstellungen eingeengt. Der Affekt ist deutlich depressiv, der Antrieb mäßig vermindert. Es besteht ein weitgehender Verlust von Lebensfreude und Zukunftsperspektive. Suizidalität ist nicht vorhanden.*

Man kann aus dem „psychischen Befund" noch mehr machen. Denn hier könnte es zusätzlich gehen um die

- Einschätzung der Ich-Struktur
- die Abwehrmechanismen und/oder
- das Strukturniveau eines Patienten (z.B. im Rahmen einer operationalisierten psychodynamischen Diagnostik; vgl. Arbeitskreis OPD-2).

Jungclaussen sieht vier Fragen, die sich aus den vier Haupttheorien der Psychoanalyse ergeben (2012, S. 83):

- Wie sind die Triebe organisiert? Welche Antriebe und Bedürfnisse wurden gehemmt?
- Wie ist das Ich strukturiert? Welche Abwehrmechanismen dominieren?

- Wie sind die Objekte repräsentiert? Wie ist die frühe Bindungserfahrung?
- Wie ist es um den Selbstwert der Patientin bestellt? Wo gibt es Defizite?

Ich betone, man *könnte* diese Fragen hier erörtern. Tatsächlich könnten diese Punkte auch in der Psychodynamik behandelt werden. Dazu später mehr.

Dennoch hier ein Formulierungsbeispiel:

> (Chiffre N 260295) *Als Abwehrmechanismen dominieren Konfliktvermeidung (Vermeidung der Berufsrealität), Regression (Rückzug ins Häusliche, kindliche Abhängigkeit vom Partner) und Somatisierung (Kopf- und Bauchschmerzen).*

5.2.4 Krankheitsverständnis

Hat der Patient Einsicht in seine Störung? Oder wurde er geschickt, ohne selbst die Notwendigkeit einer Therapie zu sehen? Fühlt sich der Patient krank, hat er Leidensdruck? Ist eine Veränderungsbereitschaft gegeben?

Krankheitsverständnis kann aber noch etwas anderes bedeuten. Grundsätzlich kann man zwischen einem körperlichen und einem psychischen Krankheitskonzept unterscheiden. In welche Richtung neigt der Patient? Manche sind erpicht, körperlich und nur körperlich krank zu sein, während der Therapeut problematische psychische Seiten erkennt. Oder aber der Patient zeigt typische psychische Symptome, die möglicherweise auf einer unerkannten und auch dem Patienten unbekannten körperlichen Erkrankung beruhen. Bei Diskrepanzen zwischen Patient und Therapeut wird eine Therapie sicherlich komplizierter.

5.2.5 Ergebnisse psychodiagnostischer Testverfahren

Dieser Punkt dürfte sich von allein erklären. Besonders bei Kindertherapien werden in größerem Umfang Tests eingesetzt, beispielsweise „Familie in Tieren“ oder Intelligenztests. Die eingesetzten Tests und ihre wichtigsten Ergebnisse kommen hierher.

Tipp: Lizenzfreie Testverfahren bei http://www.sabineschaefer.com/90.html (angeklickt am 19.06.2016)

5.3 Punkt 3 – Somatischer Befund

Im Leitfaden heißt es:

- *Somatische Befunde (ggf. einschließlich Suchtmittelkonsum)*
- *ggf. aktuelle psychopharmakologische Medikation*
- *Psychotherapeutische, psychosomatische sowie kinder- und jugendpsychiatrische bzw. psychiatrische Vorbehandlungen (falls vorhanden, Berichte beifügen)*

Punkt 3 scheint eine Routineangelegenheit zu sein: Ein Körpermediziner muss den Patienten untersuchen und feststellen, dass nichts gegen eine ambulante Psychotherapie spricht. Die meisten Ärzte machen sich damit keine Arbeit, es gibt aber auch – selten – gewissenhafte Ärzte, die eine längere Befragung vornehmen und im *Konsiliarbericht* detaillierte Informationen an den Therapeuten weitergeben.

Hinweis: Der ausgefüllte und vom Arzt auf *allen* vier Seiten gestempelte und unterschriebene Konsilbericht ist Teil des Antrags, bei allen anzeige- und genehmigungspflichtigen Therapien.

Spätestens nach Ende der Probatorik muss der Patient mit dem Konsilformular zu seinem Arzt geschickt werden. Ist kein Haus- oder anderer Arzt zur Hand, sollte der Therapeut ihm eine Adresse nennen können.

Oftmals reicht es aus, unter Punkt 3 lediglich *„Siehe Konsiliarbericht"* zu schreiben.

Im neuen Leitfaden wird gebeten, Angaben zur aktuellen Medikation zu machen. Das ist sehr sinnvoll. Der Therapeut sollte wissen, welche Medikamente der Patient nimmt. Der Patient sollte vom Therapeuten über seine Medikation beraten werden. Ist die Auswahl der Medikamente angemessen? Stimmt die Dosierung? Sind andere Medikamente angezeigt? Muss gewechselt werden? Gibt es regelmäßigen Kontakt zu einem Psychiater? Oder zu anderen Ärzten? Von wem wurden die Medikamente verordnet? Wie lange nimmt der Patient sie schon ein? Hält er sich an die Einnahmeregeln?

Literatur: Köhler 2016

Es sollen ferner möglichst alle wesentlichen Erkrankungen, die ärztlicher Behandlung bedurften oder bedürfen, erwähnt werden, insbesondere bereits früher durchgeführte psychotherapeutische Behandlungen.

Der letztgenannte Punkt ist wichtig, da u.U. abgeklärt werden muss, ob der Patient einen Anspruch auf eine (weitere) Therapie hat. Oder wurde die vorhergehende abgebrochen? Aus welchem Grund? Ist der Patient zuverlässig genug? Muss man darauf achten, Fehler eines früheren Therapeuten zu vermeiden?

Hinweis: Es ist nicht nötig, alle bekannten Krankheiten aufzuzählen. In der Regel reichen die für die anstehende Psychotherapie bedeutsamen Erkrankungen.

Sofern nicht bereits geschehen, können weitere, frühere, aber nicht zu weit (max. 2 bis 3 Jahre) zurückliegende Befunde aus klinischen Aufenthalten oder von anderen Ärzten angefügt werden. Diese Berichte müssen zuvor anonymisiert werden. Dazu muss der Name im vorliegenden Original geweißt oder geschwärzt werden. Anschließend wird davon eine Kopie gemacht. Diese Kopie geht mit an den Gutachter.

Manchmal reicht aber auch in Stichworten die Aufzählung der wesentlichen somatischen und psychosomatischen Erkrankungen des Patienten, ferner die für das aktuelle Krankheitsbild wesentliche körperliche Gebrechen oder chronische Erkrankungen.

Standardfragen zur Krankheitsanamnese können sein:

Beispiel 5: Standardfragen zur Krankheitsanamnese

- Größere Krankheiten in der Kindheit
- „Kinderfehler“ (Bettnässen, Nägelkauen, Stottern u.ä.)
- Weitere größeren Krankheiten (außer Kinderkrankheiten)
- Rentenantrag gestellt? Wann, bei wem und wie ist der Stand?
- Nehmen Sie Medikamente? Falls ja, welche, in welcher Dosierung, wann am Tag und warum?
- Alkohol? / Wie viel?
  Rauchen? / Wie viel?
  Drogen? / Was und wie viel?

- Haben Sie schon einmal an einer Psychotherapie teilgenommen? Wenn ja, wann, bei wem, wie lange und wer hat bezahlt?

Die Therapeutin sollte unbedingt über alle diese Faktoren informiert sein. Schwere Krankheiten in der Kindheit können die Mutter-Kind-Beziehung belasten oder stören. „Kinderfehler" können ein Hinweis auf frühkindliche Störungen sein. Spätere schwere oder chronische Erkrankungen stellen einen zusätzlichen Belastungsfaktor dar.

Ein laufender Rentenantrag kann eine Kontraindikation für eine Psychotherapie sein. Der Patient möchte sich wegen einer psychischen Störung aus dem Arbeitsleben verabschieden, zugleich aber Linderung durch den Therapeuten erfahren. Das widerspricht sich. Manchmal liegt aber auch kein derartiger Zusammenhang vor und der Zeitpunkt eines Rentenantrags fällt zufällig zusammen mit einem Therapieantrag. Eine „Rentenneurose", also die Notwendigkeit, krank zu sein, um verrentet zu werden, ist m.E. selten.

Eine Medikation kann sinnvoll, hilfreich, wirkungslos, überflüssig oder kontraindiziert sein. Nach meiner Erfahrung ist die Zusammenarbeit mit Psychiatern eher schlecht. Sie lassen sich oftmals von Psychotherapeuten nichts sagen und reagieren nicht oder nur widerwillig auf Vorschläge und Wünsche. Und nicht jeder Pat. ist in der Lage, gegenüber Psychiatern seine Anliegen und Wünsche effektvoll zu vertreten.

Die Frage nach früheren Psychotherapien gibt Aufschluss darüber, ob und wie der Pat. davon profitierte oder ob es damals eventuell Schwierigkeiten gab. Informationen darüber kann die Therapeutin nutzen, um einen ähnlichen Therapeutenfehler zu vermeiden. Auch muss geprüft werden, ob die Karenzzeit von zwei Jahren zwischen zwei Therapien eingehalten wird. In zu begründenden Ausnahmefällen kann die Wartezeit abgekürzt werden.

Was den Konsilschein angeht, so kann man auf verschiedene Weise verfahren: Man kann ihn dem Patienten mitgeben, der sich einen Termin beim Arzt seines Vertrauens geben und ihn dort ausfüllen lässt. Beim nächsten Termin bringt der Patient den Schein mit. Oder der Schein wird dem Psychotherapeuten zugeschickt. Man kann dem Patienten zusätzlich einen Überweisungsschein mitgeben, auf welchem der Therapeut vermerkt, auf was der Körpermediziner bitte achten möge.

Beispiel 6: Beispielformulierung zum „somatischen Befund"

(Chiffre N 260295) *Konsiliarbericht liegt bei. Kopf- und Bauchschmerzen, kein körperlicher Befund. Verhaltenstherapie von 07/2012 bis 12/2013 (Generalisierte Angststörung des Kindesalters, leichte depressive Episode). Einnahme von Antidepressiva: Bupropion-neuraxpharm 150 mg (02/2017-09/2017); Venlaflaxin 75 mg (10/2017-heute). Mitbehandlung durch Psychiaterin.*

Oder aus einem anderen Bericht:

Somatischer Befund siehe Konsiliarbericht. Mehrere Leistenbrüche, Bandscheibenvorfall, Bewegungseinschränkung der re. Schulter, arthritische Veränderungen der Kniegelenke, Gastritis/Ulkus. Bisher keine psychotherapeutische Behandlung.

Oder:

Durch angeborenen Reflux an der Blase Bettnässerin bis zu einer Operation im 10. Lebensjahr, was Pat. als traumatisch in Erinnerung hat. Im Zuge der Blasenkrankheit in der Kindheit öfters Nierenbeckenentzündungen. Gewichtsverlust von 14 kg nach dem Suizid des Bruders und eine unklare Amenorrhö im Alter von 22 – 24 Jahren. Ambulante psychotherapeutische Behandlung bei einem niedergelassenen Psychotherapeuten 2006 für 6 Monate. Gehirnerschütterung 2001 mit kurzer Bewusstlosigkeit. Keine aktuelle Medikamenteneinnahme; keine Drogen, seltener Alkoholkonsum, 3-5 Zigaretten/d.

Oder:

Keine größeren Krankheiten, keine Verzögerungen der körperlichen oder geistigen Entwicklung. Stottern im Jugendalter ohne Residuum. Herzschrittmacher seit 1997 wegen sehr niedrigem Ruhepuls (um 30). Bluthochdruck und Reflux werden seit vielen Jahren behandelt. Urologisch o.B.

5.4 Punkt 4 – Angaben zur Lebensgeschichte und zur Psychodynamik

Im Leitfaden heißt es in Bezug auf TP und AP:

- *Behandlungsrelevante Angaben zur Lebensgeschichte (ggf. auch zur Lebensgeschichte der Bezugspersonen), zur Krankheitsanamnese, ... zur Psychodynamik (TP, AP)*
- *Psychodynamik (TP, AP): auslösende Situation; intrapsychische Konfliktebene und aktualisierte intrapsychische Konflikte, Abwehrmechanismen, strukturelle Ebene, dysfunktionale Beziehungsmuster*

Dieser Punkt ist der umfangreichste und der schwierigste des Berichts.

Hier werden zwei Themen miteinander gleichzeitig behandelt, die bis zum April 2017 im Bericht getrennt bearbeitet wurden: Sozialanamnese und Psychodynamik.

Beide in einem Punkt zusammenzufassen ist sinnvoll, denn die Lebensgeschichte ist mit der Psychodynamik eng verbunden. Schauen wir uns die einzelnen Teile dieses 4. Berichtspunktes an.

5.4.1 Lebensgeschichte

Die Lebensgeschichte sollte hinreichende Angaben zur Familienanamnese sowie zur psychischen, insbesondere zur sozialpsychologischen Entwicklung des Patienten mit besonderer Berücksichtigung der familiären und beruflichen Situation, des Bildungsganges und der Krisen in phasentypischen Schwellensituationen enthalten. Auch hierbei sind die Angaben des jeweiligen Lebensalters bzw. von Jahreszahlen sehr hilfreich, um sich ein zusammenhängendes Bild vom Ablauf der Biographie des Patienten machen zu können.

Die kurze Darstellung der lebensgeschichtlichen Entwicklung sollte hauptsächlich im Lichte der Symptomatik abgefasst werden. Es ist nicht wichtig zu wissen, ob der Patient Englisch spricht oder Schach spielen kann. Es geht um seine innere psychische Entwicklung, die ganz entscheidend von seinen Eltern und weiteren wichtigen Personen geprägt wurde. Da die Lebensgeschichte im tiefenpsychologischen Modell auf die seelische Neurose und die Psychodynamik zuläuft, ist die kluge Auswahl der Fakten bei der Darstellung der Lebensgeschichte besonders wichtig.

Hinweis: Es geht nicht darum, biografische Daten aneinander zu reihen, die keinen Bezug zur Psychodynamik haben.

Dieter Adler (2012) beispielsweise meint, dass man nicht falsch liegt, wenn man die orale, anale, genitale und ödipale Entwicklung beleuchtet. Dagegen ist einzuwenden, dass diese Abfolge von psychosexuellen Entwicklungsstufen eine Spezialität der klassischen Psychoanalyse ist und von den anderen Schulen entweder gar nicht beachtet werden oder aber eine weitgehende Umformulierung und neue Schwerpunktsetzung erfuhren. Auch haben die Patienten meist keine Erinnerung an ihre ersten Lebensjahre, was ganz natürlich sein kann, aber auch auf Verdrängung hinweisen könnte. Manche haben sogar Mühe, Erinnerungsmaterial aus der Pubertät beizubringen.

Wer sich auf die meist schwer objektivierbare Frühgenese konzentriert, läuft Gefahr, keine hinreichenden Angaben zur aktuellen Lebenssituation, z. B. zur aktuellen beruflichen Situation, zu Partnerschaft, zu Familie etc. zu machen. Wenn sich Krankheit im gegenwärtigen Erwachsenenleben manifestiert, so ist es unerlässlich, die aktuellen Lebensbedingungen, innerhalb derer sich die Krankheit abspielt, hinreichend darzustellen. Dies ist v. a. im Hinblick auf das Verständnis der unbewussten Konfliktdynamik notwendig, die sich oft (nicht immer) über eine auslösende Versuchungs- und Versagenssituation erschließt.

Vom Wiener Individualpsychologen Alfred Adler (nicht zu verwechseln mit Dieter Adler) stammt der Begriff der *Schwellensituationen*. Darunter werden besondere und aufregende Veränderung im Leben des Einzelnen verstanden, wie der Eintritt in den Kindergarten, die Einschulung, der Schulwechsel, die Pubertät, der erste Freund / die erste Freundin, die Berufswahl, die Ablösung vom Elternhaus, Schwangerschaft und Geburt, eine Heirat usw. Die Erfahrung zeigt, dass derartige Schwellensituationen oftmals ohne erinnerte oder ohne erkennbare Irritation durchlaufen wurden, und der Patient dennoch hilfesuchend vor einem sitzt. Das ist meist dann der Fall, wenn die Probleme erst in der Adoleszenz oder dem Erwachsenenalter begannen. Jedenfalls ist die Erfragung der Schwellensituationen (in der Probatorik) ergiebiger als die nach den frühkindlichen Erlebnissen, die ohnehin der Amnesie unterliegen.

Weder die psychosexuellen Entwicklungsstufen noch die Schwellensituationen scheinen verlässliche Wegweiser für die Lebensgeschichte zu sein. Aber auch der unbewusste innere Konflikt, auf den an anderer Stelle ausführlich eingegangen wird, gibt uns keine Sicherheit, weil oftmals momentane Lebensschwierigkeiten emotional den Vordergrund beherrschen.

Manche Autoren meinen sogar, dass die Biografie der schwierigere Teil im Vergleich zur Psychodynamik sei. Es gibt so viele verschiedene Blicke auf den Patienten und Zugänge zu ihm, so dass man leicht den Überblick verlieren kann (dazu später mehr). Erwähnt seien nur die Ressourcen des Patienten, der Umfang seiner sozialen Einbindung, die Qualität seiner Beziehungen, seine ich-strukturellen Defizite, die Stabilität oder Instabilität seines helfenden Umfeldes, seine akuten oder latenten Krankheiten, Behinderungen, Krankenhausaufenthalte, Drogenkarrieren, Medikamenteneinnahmen usw.

Es ist deshalb von Bedeutung, in der biografischen Anamnese die Punkte herauszuarbeiten, die den Gutachter schon jetzt auf die Psychodynamik vorbereiten. Es sollen auch positive Bedingungen erwähnt werden, in denen alles glatt lief und für die der Patient Anerkennung erhielt. Diese zeigen, dass der Patient Ressourcen hat, was einen Hinweis auf die Prognose gibt.

Tipp: Es ist sinnvoll, alle biographische Stationen abzufragen, aber es ist unnötig, im Bericht zu allen Phasen und Ereignissen Informationen zu liefern. Ersparen Sie sich und dem Gutachter die Fülle von Informationen, die nicht unmittelbar mit der Psychodynamik in Verbindung stehen.

5.4.2 Einige der für eine Biografie relevanten Punkte

Achten Sie bei der Wiedergabe der Lebensgeschichte darauf, zuverlässige Realdaten vom subjektiven Erleben des Patienten klar abzugrenzen, z.B. durch die Verwendung des Konjunktivs oder das Setzen von emotional gefärbten Aussagen des Patienten in Anführungszeichen (wörtliche Rede).

Die für eine Biografie relevanten Punkte werden von Dieter Adler (2012) auf den Seiten 60-69 in insgesamt 24 Punkten abgehandelt. Dort können weitere Anregungen für Fragen an den Patienten gefunden werden.

Auf den Seiten 89–132 greift Adler die 24 Punkte noch einmal in Hinblick auf die Psychodynamik auf. Es würde hier zu weit führen, seine Ausführungen und vor allem seinen konkreten Formulierungsvorschlägen darzustellen. Ich empfehle jeder Kandidatin, bei Bedarf diese Seiten selbst zu lesen. Unter anderem geht er auch auf einige spezielle Dynamismen ein, darunter die Dynamik des Hausbaus (!), der Hochbegabung, des Ödipuskomplexes und einiger Schwellensituationen.

Hier im Überblick die 24 Punkte:

Tabelle 1: Anhaltspunkte für die Sozialanamnese nach D. Adler

- Entstehungsgeschichte des Patienten [familiäre Herkunft]
- belastende äußere Umstände von Schwangerschaft und Geburt
- Verlauf von Schwangerschaft und Geburt
- frühe Triangulierung
- frühere Objektbeziehungen
- frühe Versorgungssituation
- frühe psychische und körperliche Resonanz und Reaktion des Kindes
- die Eltern und Stiefeltern
- Geschwister
- Individuation [bei D. Adler sind dies die verschiedenen Bindungstypen]
- Entwicklung der frühen Ich-Funktionen und Entwicklung des Selbst
- Krankheiten und Verhaltensauffälligkeiten und deren Folgen
- die Rolle des Vaters in der Entwicklung
- die ersten Schwellensituationen [Kindergarten]
- Eintritt in die Schule; Schulwechsel
- Pubertätskrise [Entdeckung und Entwicklung der Sexualität]
- Berufswahl und Ausbildung
- Ablösung vom Elternhaus
- Partnerwahl und Partnerschaft [Ehe]
- Generativität [nach Erik Erikson]
- berufliche und soziale Entwicklung

- gesundheitliche Entwicklung [relevante frühere und aktuelle Krankheiten]
- momentane Situation.

Ein von mir selbst erstellter Fragebogen umfasst folgende Punkte:

Tabelle 2: Anhaltspunkte für die Sozialanamnese (eigene Liste)

- Geschwister und Stellung in der Geschwisterreihe (Einzelkind / Geschwister: Geschlecht, Name, Geburtsjahr)?
- Familiensituation (soziale Schicht, unter welchen Bedingungen aufgewachsen)
- Familiengeschichte (Umzüge, Todesfälle etc.)
- Mutter (Vorname, Geburtsjahr, Beruf, evtl. Todesjahr / Todesursache)
- Wie haben Sie Ihre Mutter erlebt?
- Vater (Vorname, Geburtsjahr, Beruf, evtl. Todesjahr / Todesursache)
- Wie haben Sie Ihren Vater erlebt?
- Wie empfanden Sie als Kind die Ehe der Eltern?
- Mit wem haben Sie sich identifiziert und warum?
- Erste Kindheitserinnerungen
- Wurde jemand vorgezogen? (aus Ihrer Sicht)
- Wie war der Erziehungsstil? (Gab es Schläge, wurden Sie verwöhnt, vernachlässigt usw.)
- Wie war die Familienatmosphäre? (z.B. weltoffen, abgeschottet, fromm, fröhlich usw.)
- Gab es sonstige wichtige Beziehungspersonen?
- Religionszugehörigkeit während der Kindheit und heute
- Sind Sie gerne zur Schule gegangen? Lieblingsfächer? Lernverhalten, Schulleistungen?
- Beziehung zu Schulfreunden?
- Stellung in der Schulklasse?
- Schulabschluss?
- Wie haben Sie die Pubertät erlebt?

- Erste/r Freund/Freundin?
- Erste sexuelle Erfahrung?
- Frühe Vorbilder
- Hatten Sie Freunde, Gruppe/Clique? Eher Einzelgänger, einsam?
- Kinder (Geschlecht, Alter) und deren Besonderheiten?
- Wie sind Ihre Erfahrungen mit Partnern?
- Ehe/n oder Partnerschaft/en (Name, Beruf, Geburtsjahr)?
- Leben Sie zusammen? Wie lange schon?
- Wie erleben Sie ihren Partner? Welche Eigenschaften hat er?
- Wie schätzen Sie Ihre Partnerschaft ein?
- Wie geht die Sexualität?
- Frühe Berufswünsche (in der Kindheit) und was daraus wurde
- Gelernter Beruf / Ausgeübter Beruf
- Berufswechsel?
- Zufriedenheit im Beruf
- Kontakt zu Kollegen

Beispiel 7: Beispielformulierung für eine Lebensgeschichte

(Chiffre N 260295) *Die Patientin wuchs bei verheirateten Eltern gemeinsam mit einer jüngeren Schwester (- 7) in ländlicher Region auf. Der Vater (+ 30) arbeite als Flugzeugabfertiger im Schichtdienst. Zu ihm habe sie eine distanzierte Beziehung, er könne nicht über Gefühle reden – außer wenn er trinke, dann werde er anhänglich und traurig. „Betrunken sei er jedoch nie", aber sie merke, wenn er etwas getrunken habe. Er rede dann anders, kichere viel und nuschele. Zur Mutter (+ 23, Büroangestellte) gebe es eine innige Beziehung. Sie habe sich stets um die Kinder gekümmert. Die Patientin berichtete, dass ihre Eltern viel streiten, was von ihrer Mutter ausgehe. Auch sie selbst und ihre Schwester streiten viel mit ihm. Zumeist gehe es um die Gesundheit des Vaters. Die Patientin erinnert sich an eine glückliche Kindheit („Ich war ein glückliches kleines*

Mädchen“). Bei Opa und Oma habe sie alles Mögliche machen dürfen (viel Fernsehen). Die Eingewöhnung in Kindergarten und Schule sei unproblematisch verlaufen. Sie sei ein angepasstes Mädchen gewesen, bei Lehrern und Kindern gleichermaßen beliebt. Im Alter von sieben Jahren sei ihre Schwester auf die Welt gekommen. Sie sei für die Patientin wie eine Puppe gewesen; als eifersüchtig habe sie sich selbst nie erlebt.

Im Alter von 15 Jahren sei ihre jüngere Schwester an Krebs (Eierstock) erkrankt. Das habe ihre Eltern und sie selbst sehr erschüttert. Frau N. habe in dieser Zeit sehr darauf geachtet, dass sie selbst den Eltern keine Sorgen mache. Nach einer kurzen und heftigen Erkrankungsphase ist die Schwester bis heute gesund.

In dieser Zeit habe sie ihren ersten Freund gehabt und sich sexuell sehr abhängig von ihm gefühlt. Häufig habe sie die Schule geschwänzt, um mit ihm schlafen zu können. Sie sei bei ihm geblieben, obwohl er untreu war. In der Schule habe die Patientin das Gefühl gehabt, den Anschluss zu verlieren. Trotz guter Noten und Unterstützungsangebote der Lehrer sei Frau N. in der 11. Klasse von der Schule gegangen. Ihre Mutter sei damit einverstanden gewesen, habe jedoch von ihr verlangt, eine Psychotherapie zu beginnen.

Bis zu ihrem Ausbildungsbeginn im Herbst 2012 sei es der Patientin nicht gut gegangen. In der Woche habe sie viel Zeit im Bett verbracht und am Wochenende sei sie auf Partys gegangen. Dabei habe sie zahlreiche sexuelle Kontakte zu unterschiedlichen jungen Männern gehabt. Sie habe „einfach die Aufmerksamkeit gebraucht“. Ihre Ausbildung zur MTLA habe sie ohne Probleme absolviert. Der Grund für die Wahl ihrer Ausbildung sei gewesen, dass sie aufgrund der Erkrankung ihrer Schwester nicht wollte, „dass andere Menschen lange auf ihren Histologie-Befund warten müssen“.

Ihren aktuellen Partner habe Frau N. in der Ausbildung kennengelernt. 2015 sei sie in eine andere größere Stadt gezogen, weil sie mal von zu Hause weg wollte. Dort habe sie sofort eine neue Arbeitsstelle und auch eine Wohnung bekommen. Ihr Freund sei ihr nach kurzer Zeit gefolgt. Frau N. selbst und auch ihr Freund haben sich jedoch auf Dauer dort nicht wohl gefühlt, so dass ein Umzug zurück in die Heimat knapp zwei Jahre später folgte. Zuvor sei Frau N. längere Zeit aufgrund von depressiven Zuständen krankgeschrieben gewesen. Die Arbeit habe ihr keinen Spaß gemacht. Wieder zurück habe sie sofort eine neue

Arbeitsstelle gefunden und mit ihrem Freund gemeinsam eine neue Wohnung. Nach wenigen Wochen sei sie jedoch wieder arbeitsunfähig gewesen und in 10/2017 habe ihr Arbeitgeber ihr in der Probezeit gekündigt.

5.4.3 Psychodynamik

Bei der Psychodynamik handelt es sich um den zentralen Punkt der Antragstellung.

Es soll das ätiologische Verständnis der vorliegenden Erkrankung deutlich werden. Unklarheiten führen hier oft zur Nichtbefürwortung eines Antrags. Nach Faber und Haarstrick soll dieser Punkt „die epikritische Erfassung der anamnestischen Daten erkennen lassen und den ätiologischen Rang pathogener Faktoren einsichtig machen" (Faber-Haarstrick-Kommentar Psychotherapie-Richtlinien, 7. Aufl.; vgl. Rüger et al. 2005, S. 16). Dabei muss aus der Darstellung der Biographie die prämorbide neurotische Persönlichkeitsstruktur erkennbar werden, vor deren Hintergrund es in einer aktuellen Konfliktsituation (Auslösesituation) zur neurotischen oder psychosomatischen Symptombildung kommt. Die aktuell wirksame Psychodynamik stellt damit das ätiopathogenetische Bindeglied zwischen der prämorbiden neurotischen Persönlichkeit und der aktuellen Symptomatologie dar.

Mängel bei der Antragstellung finden sich hier in folgenden Faktoren: Oft wird die für die Strukturbildung verantwortliche biographische Entwicklung lediglich auf die frühe Kindheit beschränkt dargestellt, ohne dass die aktuelle Situation und die zugehörige aktuelle Konfliktdynamik hinreichend deutlich werden. Bisweilen wird hier auch nur die Lebensgeschichte des Patienten mit ihren vielfältigen Belastungen dargestellt, ohne dass die der vorliegenden Symptomatik zugrundeliegende aktuelle *Psychodynamik* (auslösende Konflikte, Wegfall von kompensierenden Arrangements etc.) hinreichend gewürdigt wird. Auch die Aufzählung von Realkonflikten ohne Würdigung ihrer unbewussten Bedeutung erfüllt die Anforderungen an die darzustellende Psychodynamik nicht.

Gerade für die differenzielle Indikationsentscheidung bezüglich einer analytischen Psychotherapie oder einer tiefenpsychologisch fundierten Psychotherapie ist die Klärung der Psychodynamik von großer Bedeutung: Immer wenn bei einem Patienten dessen gesamte biographische Entwicklung durch sehr ungünstige und starre, sich wiederholende Beziehungs- und Verhaltensmuster gekennzeichnet ist, die im Sinne eines Wiederholungszwangs immer ähnliche Konflikte bewirken, sollte die Indikation einer Verhaltens-Psychotherapie erwogen werden.

Da, wo ein aktueller neurotischer Konflikt mit einer entsprechenden Symptomatik im Vordergrund steht, ist in der Regel eine tiefenpsychologisch fundierte Psychotherapie indiziert. Selbstverständlich haben aktuelle neurotische Konflikte auch ihre biographische Vorentwicklung; nur handelt es sich hier häufig nicht um unbewusst arrangierte Konflikte, sondern eher um (oft bewusst erlebte) zufällige Ereignisse (Verluste, Veränderungen im sozialen Umfeld etc.). Diese wirken dann nur beim Vorliegen einer bestimmten prämorbiden Persönlichkeitsstruktur als spezifische und krankheitsmitbedingende Auslöser.

Allerdings bestimmt letztlich nicht die Diagnose und auch nicht unbedingt die Art der Psychodynamik, sondern die Zielsetzung der Behandlung die Wahl des Behandlungsverfahrens.

Noch einmal rekapituliert: Der Berichteschreiber soll folgende Punkte behandeln:

- auslösende Situation
- intrapsychische Konfliktebene und aktualisierte intrapsychische Konflikte
- Abwehrmechanismen
- strukturelle Ebene und
- dysfunktionale Beziehungsmuster.

Es stellt sich die Frage, ob nicht zumindest die drei letzten Punkte zur Diagnose gehören. Denn es handelt sich um fünf ganz unterschiedliche Punkte. „Konflikt“, „Struktur“ und „Abwehrmechanismen“ haben eine langjährige, tiefgreifende Geschichte innerhalb der psychodynamischen Theorien. „Auslöser“ und „Beziehungsmuster“ hingegen lassen sich relativ leicht beschreiben, obwohl die Beziehungsgestaltung wiederum mit entscheidend ist für das Verstehen eines Patienten.

Da zu vier der fünf Punkte einiges zu sagen ist, habe ich mich entschlossen, sie weiter unten in jeweils eigenen Hauptkapiteln abzuhandeln. Das auch deswegen, weil ich einen Leitfaden allein für die Formulierung der Psychodynamik vorstellen möchte, der deutlich über den PTV-3-Leitfaden hinausgeht, aber die Psychodynamik einleuchtend erklärt.

Beispiel 8: Formulierungsbeispiel Psychodynamik

(Chiffre N 260295) *Die Kindheit von Frau N. ist geprägt von einer engen, eventuell verwöhnenden Mutter-Kind-Beziehung und einer emotional distanzierten Beziehung zum Vater. Durch seine häufige beruflich bedingte äußere Abwesenheit und durch den gesteigerten Alkoholkonsum innerliche Abwesenheit sowie seine dadurch bedingte mangelnde Präsenz innerhalb der Familie stand er als phasengerechtes triangulierendes Objekt und liebevolles Gegenüber nicht oder nur begrenzt zur Verfügung. Sieben Jahre wuchs Frau N. als Einzelkind auf und war der Mittelpunkt der Familie. Sie erfuhr Aufmerksamkeit und Verwöhnung auch durch die Großeltern. Als die Schwester bedrohlich erkrankte beschloss sie, sich zurückzunehmen und nicht Anlass zur Sorge zu sein („ich habe immer versucht, es allen recht zu machen"). So konnte sie negative Gefühle (Wut, Trauer) nicht zur Geltung bringen. Die Übernahme der Rolle der „Normalen" hemmte sie in ihrer anstehenden Entwicklungsaufgabe, ihre Eigenständigkeit und ihr Potential umfänglich auszubilden. Diese Defizite kumulierten in einer eingeschränkten Selbstwertregulierung. Um dennoch Aufmerksamkeit zu bekommen, bemüht sie sich exzessiv um sexuelle Kontakte. Der Konflikt zwischen phasengerechten Autonomiebestrebungen (Adoleszenz) und Geborgenheitswünschen fand pathologische Lösungen in ungeregelten sexuellen Kontakten und in der Ausbildung einer Depression.*

Der ursprüngliche Grund für die Wahl des Berufs MTLA scheint nicht mehr tragfähig zu sein. Doch hat sie noch keine alternativen Berufswünsche entwickelt. Das liegt vermutlich an der verwöhnenden Haltung sich selbst gegenüber. Um der Berufsfrage auszuweichen denkt sie daran, Kinder zu bekommen. Auch die lange Krankschreibung deutet darauf hin, die Lösung der Berufsfrage vermeiden zu wollen. Der aktuelle Anlass eine Psychotherapie aufzusuchen, ist u.a. ihre Angst, dass der MDK demnächst ihre Arbeitsfähigkeit feststellen könnte.

Oder aus einem anderen Bericht:

Durch die enge Beziehung zu der einerseits oft abwesenden, unberechenbaren, leicht zu kränkenden und andererseits überfürsorglichen und abhängig machenden Mutter, scheint die Autonomieentwicklung deutlich erschwert gewesen zu sein. Die Mutter reagierte auf die Autonomiebestrebungen der Tochter häufig mit Aggression, Liebesentzug oder Rückzug, was bei der Pat. Unsicherheit, Angst, Minderwertigkeits-, Schuld-, und Schamgefühle ausgelöst haben mag. Die Mutter stand nicht als idealisierbares, haltgebendes Selbstobjekt zur Verfügung. Durch die überzogene Gewichtung von Abhängigkeit und die instabile Selbstrepräsentanz entwickelte die Pat. ein unsicheres, sich selbst nicht trauendes, abhängiges und instabiles Selbst. Auch die frühe übermäßige Verantwortung für den Bruder ließ wenig Raum für die Befriedigung eigener Bedürfnisse und ließ das Wohl der Anderen als wichtiger erscheinen.

Die Pat. versuchte den inneren Konflikt zu lösen, indem sie sich den (teilweise emotional übergriffigen) Wünschen u.a. nach guter Leistung fügte, sich „brav", folgsam und zufrieden zeigte und eigene Bedürfnisse und Autonomiebestrebungen verdrängte. Durch die Abwesenheit einer aktiven, erziehenden Vaterfigur fehlte das autonomieanregende Umfeld und der Übergang von der Mutter-Kind-Dyade zur Triangulierung.

Der innere Autonomie-Abhängigkeitskonflikt besteht demnach zwischen den Autonomiewünschen der Pat. auf der einen Seite und der Angst, dadurch die geliebten Objekte zu verlieren. Um dem bedrohlichen Erleben der Auflösung des Selbst (Fragmentierungsangst) zu entgehen, entwickelte die Pat., durch starke innerer Unsicherheitsgefühle beeinflusst, ein passiv-abhängiges Verhalten.

Aktuell besteht ein drohender Verlust eines steuernden, Halt gebenden, schützenden Objekts. Die Konfrontation mit einem möglichen Trennungsmoment belebt Trennungsängste und löst Autonomieangst aus. Die Verlustängste und Schuldgefühle nehmen massiv zu. Durch die Zunahme an Autonomie und Verantwortung in Arbeitszusammenhängen nimmt, neben möglichen Verlustängsten, die Angst zu, den Aufgaben nicht gewachsen zu sein. In beiden Bereichen besteht also eine erhöhte Konfliktspannung zwischen Autonomiewünschen und damit einhergehenden Verlust- bzw. Versagensängsten.

Die zunehmende Prokrastination soll die notwendige Auseinandersetzung mit den anstehenden Lebensaufgaben verhindern. Die Pat. berichtet, Zuhause und in ihren Jobs äußerst ordentlich, kontrolliert, gewissenhaft und perfektionistisch zu sein. Diese zwanghafte Struktur kann als weiterer Versuch verstanden werden, Kontrolle zu erlangen und Spannungen, bzw. Ängste abzubauen.

Abwehrmechanismen: Sublimierung durch Leistung, Verdrängung eigener Bedürfnisse, Wendung von Aggression gegen das eigene Selbst und „böse“ Introjekte, Selbstabwertung und Objektaufwertung.

5.5 Punkt 5 – Diagnose

Diagnose zum Zeitpunkt der Antragstellung:

- *ICD-10-Diagnose/n mit Angabe der Diagnosesicherheit*
- *Psychodynamische bzw. neurosenpsychologische Diagnose (TP, AP)*
- *Differenzialdiagnostische Angaben falls erforderlich*

Wenn man diese Formulierung genau nimmt, ist damit nicht nur die ICD-Diagnose gemeint. Doch zunächst wird diese erst einmal gefordert. Vorgeschrieben ist in Deutschland ohnehin eine Diagnosestellung entsprechend der *International Classification of Diseases* (ICD-10). In jedem Fall muss die diagnostische Erörterung und Einordnung die unter Punkt 2. (Symptomatik) und Punkt 4. (Lebensgeschichte) erhobenen Daten bestätigen.

Neben der ICD-10-Diagnose können und sollen weitere Informationen hinzugefügt werden, und zwar

- die individuelle Ausprägung des Persönlichkeitsstils,
- das Strukturniveau,
- die bevorzugten Abwehrmechanismen,
- eventuell noch die Konflikte nach OPD-2 und, wenn man Zeit und Mut hat, sich bis dahin vorzuarbeiten,
- die charakteristischen Modi der Verarbeitung des Konflikts nach Stavros Mentzos (siehe Literaturangabe).

Es gibt mindestens drei diagnostische Klassifizierungssysteme, die ein Therapeut kennen sollte. Es handelt es sich um

- International Classification of Diseases (ICD-10) (ICD-11 soll im Mai 2018 verabschiedet werden)

- Operationalisierte Psychodynamische Diagnostik (OPD-2)
- Diagnostic and Statistical Manual of Mental Disorders (DSM-V)

Die Klassifikationssysteme liegen in Buchform vor und können zudem im Internet recherchiert werden. ICD-10 ist auf der ganzen Welt gebräuchlich; es reicht, wenn man sich darauf beschränkt. Das Eingehen auf OPD-2 ist fakultativ, kommt aber zunehmend in Mode. DSM-V ist bislang nur in den USA gebräuchlich und dort auch nur in Kliniken und in der Forschung, wird aber auch hierzulande zunehmend von Krankenhäusern verwendet.

Beispiel 9: Formulierungsbeispiel für Diagnose

> (Chiffre M 260295) *Rezidivierende depressive Störung, gegenwärtig mittelgradige depressive Episode (F33.1G); Selbstwertkonflikt vor dem Hintergrund einer abhängigen und unsicheren Persönlichkeitsstruktur*

Oder aus einem anderen Bericht:

> *ICD-10 F43.2 Anpassungsstörung mit vorwiegend erschöpft-depressiver und somatisierender Reaktion, bei mäßig integrierter, ängstlich-narzisstisch-zwanghafter Neurosenstruktur. Nach OPD besteht ein Autonomie-Abhängigkeitskonflikt im passiven Modus.*

Oder:

> *F32.1 mittelgradige depressive Störung*
> *G F51.8 nichtorganische Schlafstörung*
> *V 43.2 Anpassungsstörung*
> *vor dem Hintergrund einer sorgfältig-gewissenhaften (zwanghaft) und selbstkritisch-vorsichtigen (ängstlich) Persönlichkeitsstruktur*

Oder:

> *F33.1 langanhaltende mittelgradige depressive Störung mit Strukturdefiziten vor dem Hintergrund einer schizoiden und pseudo-unabhängigen Charakterstruktur*

Abwehrmechanismen, Persönlichkeitsstile und Strukturniveaus gehören einerseits zur Psychodynamik, andererseits zur Diagnostik. Abwehrmechanismen erklären – zumindest ansatzweise – eine Psychodynamik, die zu spezifischen Persönlichkeitsstilen führen können. Strukturniveaus und Persönlichkeitsstile sagen aber ebenso etwas aus über die Prognose. Es ist nicht leicht festzustellen, an welcher Stelle sie – von der Systematik her gesehen – behandelt werden sollten.

Die „Angabe zur Diagnosesicherheit" bezieht sich auf Codierungsmöglichkeiten wie „gesichert" (G), „Verdacht auf" (V) oder „Zustand nach" (Z) (siehe nächstes Kapitel). Das sind zusätzliche Informationen für den Gutachter.

Eine Unsicherheit in der Diagnose ist keine Schande. Sollte die Diagnose nur mit Mühe gestellt werden können, kann und soll mit *Differenzialdiagnosen* gearbeitet werden, d.h. mit Überlegungen zu anderen möglichen Diagnosen, Persönlichkeitsstilen und Abwehrmechanismen. Eine Diagnose kann im Bericht durchaus schwebend oder offen bleiben; es muss dies nur deutlich angezeigt werden, eventuell mit einer kurzen Begründung, warum man sich für diese und nicht eine andere Diagnose entschieden hat.

Beispiel 10: Formulierungsbeispiel Differenzialdiagnose

> *ICD10: F41.2 Angst und depressive Störung bei ängstlich-depressiver Persönlichkeitsstruktur mit schizoid-abhängigen Anteilen.*
>
> *Die Median-Klinik Berggießhübel sieht F43.2 (Anpassungsstörung) als gesichert an.*
>
> *Differenzialdiagnostisch kann wegen der zeitlich langanhaltenden Störung Dysthymia (F34.1) angenommen werden, doch spricht der Schwere der Symptomatik dagegen.*

Hinweis: Abwehrmechanismen, Persönlichkeitsstile und Strukturniveaus werden weiter unten in gesonderten Kapiteln behandelt.

Hinweis: In einem Anhang zu diesem Buch werden ICD-10, OPD-2, GAF und DSM kurz vorgestellt und miteinander vergleichen. Der Anhang kann als PDF-Datei heruntergeladen werden unter *http://geraldmackenthun.de/berichte-schreiben/*

5.6 Punkt 6 – Behandlungsplan und Prognose

Im Leitfaden heißt es:

- *Beschreibung der konkreten, mit der Patientin oder dem Patienten reflektierten Therapieziele; bei Kindern und Jugendlichen ggf. auch Beschreibung der Therapieziele, die mit den Bezugspersonen vereinbart wurden*
- *Individueller krankheitsbezogener Behandlungsplan, auch unter Berücksichtigung evtl. vorausgegangener ambulanter und stationärer Behandlungen sowie Angaben zu den im individuellen Fall geplanten Behandlungstechniken und -methoden; bei Kindern und Jugendlichen Angaben zur geplanten Einbeziehung der Bezugspersonen*
- *Begründung des Settings (Einzel- oder Gruppentherapie oder Kombinationsbehandlung), der Sitzungszahl sowie der Behandlungsfrequenz und ggf. auch kurze Darstellung des Gruppenkonzepts; bei Kombinationsbehandlung zusätzlich kurze Angaben zum abgestimmten Gesamtbehandlungsplan*
- *Kooperation mit anderen Berufsgruppen*
- *Prognose unter Berücksichtigung von Motivation, Umstellungsfähigkeit, inneren und äußeren Veränderungshindernissen; bei Kindern und Jugendlichen auch bezüglich der Bezugspersonen*

Mit dem Behandlungsplan, der Therapie-Zielsetzung und der Prognose biegen wir bereits in die Endrunde des Berichts ein.

Hier ist nicht nur die Behandlungsbedürftigkeit als solche darzulegen, sondern insbesondere die Wahl des Behandlungsverfahrens zu begründen. Dabei muss auch das Gebot der Wirtschaftlichkeit beachtet werden; d. h., das aufwändigere Verfahren muss gegenüber dem weniger aufwändigen Verfahren hinreichend begründet sein. Nicht ausreichend ist z. B. die Feststellung, dass der Patient für ein bestimmtes Verfahren geeignet oder der Leidensdruck besonders hoch ist, vielmehr muss dieses unter den infrage kommenden Verfahren das sinnvollste und zweckmäßigste sein.

Hinweis: Andere Verfahren als die in den Psychotherapie-Richtlinien genannten Behandlungsmethoden (B 11.1) können nicht Bestandteil des Behandlungsplans sein.

Falls Sie weitere Verfahren gelernt haben (Autogenes Training, körperorientierte Verfahren), so können Sie diese anwenden, sie dürfen aber nicht im Bericht erwähnt werden. Ausnahme: Gruppentherapie und EMDR.

5.6.1 Therapieziel

Der Behandlungsplan und das Ziel der Therapie müssen natürlich mit der Diagnose und den Symptomen in Einklang stehen.

Die Behandlungsplanung hat sich dabei hinsichtlich ihrer Zielsetzung auf die Heilung oder Linderung von seelischer Krankheit auszurichten und zu begrenzen. Das Ziel darf durchaus eng gefasst, d.h. „fokussiert", sein. Wenn man sich zu viel vornimmt, besteht die Gefahr des Scheiterns. Eine Charakteränderung wird keineswegs angestrebt. Es reicht, wenn begrenzte Ziele ins Auge gefasst werden, die im Rahmen der intendierten Therapie erreichbar erscheinen. In der Regel wird eine *Linderung* des Leidens realistisch sein.

> *„Zielvorstellungen, die eine Entfaltung und Konstituierung der Persönlichkeit anstreben, liegen außerhalb der kassenärztlichen Krankenbehandlung; sie können nur dann eine Therapie im Rahmen der kassenärztlichen Versorgung rechtfertigen, wenn der Nachweis des ätiologischen Zusammenhangs einer Persönlichkeitsstörung mit seelischer Krankheit erbracht werden kann."* (Faber-Haarstrick-Kommentar Psychotherapie-Richtlinien, 7. Aufl.; vgl. Rüger et al. 2005, S. 20)

5.6.2 Behandlungsplan

Der Behandlungsplan soll aus den bisher erhobenen Befunden, der Psychodynamik und der Diagnose der neurotischen Erkrankung entwickelt werden. Es genügt nicht, lediglich das geplante Therapieverfahren zu erwähnen. Gegebenenfalls ist differenzial-indikatorisch die Wahl des Verfahrens mit Bezug auf den Patienten und seine Erkrankung zu erläutern.

Hinweis: Die Wahl eines Behandlungsverfahrens wird sowohl durch die diagnostische Bewertung der seelischen Erkrankung, als auch durch die Zielsetzung der Behandlung bestimmt.

Dabei ist maßgeblich, für welches therapeutische Vorgehen eine nachhaltige Änderung der für aktuelle krankheitswertige Beschwerden verantwortlichen innerpsychischen Krankheitsdispositionen erreicht werden kann. Hier wird vielfach bereits das Erreichen von wichtigen Teilzielen als sinnvoll zu werten sein, wenn dadurch eine positive Gesamtentwicklung zu erwarten ist und bis dahin bestehende ungünstige Circuli vitiosi unterbrochen werden können (Faber-Haarstrick-Kommentar Psychotherapie-Richtlinien, 7. Aufl.; vgl. Rüger et al. 2005, S. 28-29).

Damit stellen sich im Rahmen der vertragsärztlichen Versorgung unter Berücksichtigung von § 70 SGB V im konkreten Einzelfall (Reimer & Rüger, 2006, S. 11) jeweils die Fragen:

- Welches Therapieziel kann mit
- welcher therapeutischen Methode,
- in welchem vertretbaren Zeitaufwand
- unter Berücksichtigung der Ausgangslage des Patienten erreicht werden?

Der Behandlungsplan muss also mehrere Fragen beantworten.

5.6.2.1 *Tiefenpsychologisch oder analytisch?*

Es ist immer zu überlegen, ob der Patient nicht eine andere Therapieform als die tiefenpsychologische gebrauchen könnte. Um die Frage, welches Verfahren adäquat ist, beantworten zu können, kann man sich an folgenden Punkten orientieren:

Regression? – In der Regression werden längst vergessene Wünsche und Sehnsüchte wieder entdeckt und aktualisiert. Die Regression muss auf die Stunde beschränkt bleiben und darf die Gestaltung der sonstigen sozialen Beziehungen nicht stören. Die Frage lautet also, ob der Patient zu einer solchen emotionalen Leistung in der Lage ist. Wenn nicht, ist eine Tiefenpsychologie (TP) geeigneter als eine Analyse (AP).

Abstinenz? – Ein analytischer Patient muss die abwartende und oftmals schweigende Haltung des Therapeuten aushalten können. Dazu sind nach meiner Erfahrung nur zwei bis drei Prozent der Patienten in der Lage. Also kommt eher eine TP in Frage. Eine tiefenpsychologische Therapie arbeitet mit einer „modifizierten" bzw. „milden" Abstinenz, in welcher sich die Therapeutin durchaus gelegentlich „zeigen" darf. Grundsatzlich ist ein Therapeut in einer TP aktiver als in einer AP.

Struktur? – Regression und Selbsterforschung erfordern eine stabile Ich-Struktur. Salopp gesagt muss der Patient relativ gesund sein, um eine Analytische Therapie zu absolvieren. Patienten mit geringer struktureller Ausstattung brauchen Halt und Ordnung, wofür eine Tiefenpsychologie besser geeignet ist (evtl. sogar eine VT).

Die tiefenpsychologische wie die analytische Therapie eignet sich bei gutem bis mäßigem Strukturniveau, die die Voraussetzungen dafür erfüllen, von dem eingeleiteten therapeutischen Prozess zu profitieren. In der Regel sind das jüngere, gut gebildete, engagierte Patienten mit einem Interesse an einer intensiven Auseinandersetzung mit sich selbst.

Es gibt Patienten, die sich in endlosen Grübeleien und gedanklichem Kreisen bewegen, zwar viel zu erzählen haben, aber ohne Richtung sind. Auch hier ist die strukturierte TP besser geeignet.

Zu beachten ist, dass das Strukturniveau des Patienten noch einigermaßen intakt sein sollte. Allerdings kann auch eine Persönlichkeitsstörung mit Tiefenpsychologie behandelt werden, wenn Sie einen prognostisch gut erreichbaren Focus bzw. ein Teilziel auswählen können, das dem persönlichkeitsgestörten Patienten hilft, sein aktuelles Leben besser und symptomfreier zu meistern

Ich-strukturell defiziente Patienten sind für eine Psychoanalyse mit ihrer erwarteten und gewünschten Regression nicht geeignet. Diese Pat. brauchen konkrete Anleitung und eine feste Strukturen. Das hinderte Psychoanalytiker jahrzehntelang nicht daran, schwer- und frühgestörte Patienten zu behandeln.

Umstritten ist auch die analytische Behandlung einer Zwangsstörung. Auch hier behauptete die Psychoanalyse jahrzehntelang eine Vorrangstellung. Heute wird eher eine Verhaltenstherapie angewandt, die die besseren Behandlungsergebnisse zeitigt.

Auslöser? – Man kann Tiefenpsychologie und analytische Psychologie auch unterscheiden nach dem Auslöser. Patienten ohne vordergründige Symptomatik und ohne aktuelle Konflikte, die aber an sich selber und in immer wiederkehrenden Mustern in vielen Lebensbereichen leiden, sind für eine Analytische Therapie besser geeignet.

Ihr Unbehagen bedarf nicht zwingend eines Auslösers, da ihre eingeengten Erlebnis- und Verhaltensweisen an sich schon krankheitswertig sind. Sind diese Patienten in der Lage, in erhöhtem Maße über sich reflektieren zu können, sollten sie eine analytische Therapie machen mit zwei Terminen pro Woche und vorzugsweise auf der Couch liegend.

Diese Patienten leiden an neurotischen Mustern, so dass wichtige Entwicklungsaufgaben nicht bewältigt werden können. Sie stehen sich sozusagen selbst im Wege, so dass ab einem gewissen Punkt eine tiefe diffuse Lebensunzufriedenheit entsteht, nicht mehr weiter zu wissen, mit einer leicht depressiven Symptomatik. Es bedarf also keines externen Auslösers mehr, um unter einer krankheitswertigen Störung zu leiden. Man spricht von wiederkehrenden Mustern, Wiederholungszwang, repetitiven Mustern, Schablonen, Schemata und dergleichen.

Die Tiefenpsychologie ist immer dann indiziert, wenn die neurotischen Symptome unter dem Eindruck eines aktuellen Auslösers entstanden sind. Auch bei der neurotischen Persönlichkeitsstörung mag ein aktueller Auslöser vorliegen, doch wenn dieser deutlich zu Tage tritt, kann sich eine Tiefenpsychologie darauf fokussieren.

Aktuelle Krise? – Diese Frage setzt die nach dem aktuellen Auslöser fort. Steht eine aktuelle Krise im Vordergrund, ist die Tiefenpsychologie angezeigt, während die Analytische Therapie durchaus eine aktuell *konfliktfreie* Situation gebrauchen kann.

Chronisch oder akut? – Eine Unterscheidung besteht ferner in der Frage, ob die Störung chronisch oder eher aktuell ist. Wenn der aktuellen Problematik ein lebensverändernder Faktor wie der Verlust von wichtigen Personen oder der Verlust des Arbeitsplatzes zugrunde liegt, kann man eher eine TP begründen. Handelt es sich aber mehr um eine bereits länger bestehende psychische Erkrankung, müsste vielleicht eine analytische Psychotherapie gewählt werden. Besteht allerdings die Gefahr einer malignen Regression, ist eine Psychoanalyse kontraindiziert, ebenso, wenn das Angstniveau des Patienten zu hoch ist, um seine inneren Konflikte zu betrachten.

Hier und jetzt? Dort und damals? – Bei der analytischen Psychotherapie geht es um die unbewusste Konfliktdynamik, die im Idealfall zwischen Patient und Therapeut abgebildet und im „Hier und Jetzt" bearbeitet wird. Bei der TP spielen Übertragung und Gegenübertragung eher eine untergeordnete Rolle und die Konflikte werden eher im „Dort und Damals" bearbeitet, beispielsweise durch die Analyse von Situationen. Die aktuelle Beziehung zwischen Patient und Therapeutin wird nur dann zum Thema, wenn sie gestört ist.

Aktueller Konflikt? – Eine analytische Psychotherapie ist dann indiziert, wenn sich das Konfliktpotenzial bzw. die ungesunden Verarbeitungs- und Bindungsmuster durch das ganze Leben ziehen. Die tiefenpsychologisch fundierte Psychotherapie ist dort eher angezeigt, wo ein aktueller Konflikt im Zentrum der Symptomatik steht. Dieser aktuelle Konflikt trifft allerdings wieder auf lang eingeübte Charaktereigenschaften, so dass zwischen chronisch und aktuell oft schwer zu unterscheiden ist und man in einer TP häufig zwischen beiden hin- und herspringt.

Übertragung? – Die TP ist das Verfahren mit einer schwächeren Übertragung und einen niederen Regression. Es begegnen sich zwei erwachsene Menschen, von denen der eine Hilfe vom anderen sucht. Der Patient ist sich immer darüber im Klaren, welche Rolle er spielt und welche Rolle der Therapeut einnimmt. Hier stehen konkrete Probleme und Fragen des Patienten im Vordergrund. Auch wenn Übertragung und Gegenübertragung vorhanden sind, bekommen sie keine große Bedeutung. Die Frequenz wird daher bewusst auf eine Stunde pro Woche begrenzt (die Frequenz kann aber auch zeitweilig 2 x wöchentlich sein). Gleichzeitig muss ein Fokus gebildet werden, um das zu bearbeitende Feld einzugrenzen. Eine analytische Psychotherapie ist indiziert, wenn der Patient in sehr vielen Lebensbereichen chronische Probleme hat, deren Bearbeitung viel Zeit in Anspruch nehmen wird. Dann wird eine Frequenz von 2–3 x wöchentlich gewählt. Orthodoxe Analytiker arbeiten mit 4–5 Terminen pro Woche.

Meiner Beobachtung nach werden die Terminfindung und das ruhige kontinuierliche Arbeiten mit Patienten immer schwieriger. Die Kontinuität der Therapie wird unterbrochen durch Veränderungen im Berufsleben, vielfältige private Aufgaben, Krankheiten, Reisen, Kuren, Umzügen, Hausbauten, Schwangerschaften, berufliche Veränderungen oder neuer Verliebtheit. All das ist schon für eine tiefenpsychologische Therapie schwierig, es recht für eine Analytische Therapie mit mehreren Terminen wöchentlich.

Schnelle Hilfe? – Tiefenpsychologie ist eher indiziert, wenn es um eine rasche Hilfe rund um eine Anpassungsstörung geht. Wenn ein Patient dringend seinen Alltag meistern muss, dann ist die Tiefenpsychologie zu bevorzugen und eine Analyse ungeeignet. Die Tiefenpsychologie ist also dann Mittel der Wahl, wenn für die aktuelle

Dekompensation ein oder zwei einzelne Ereignisse verantwortlich gemacht werden können. Hier kann dann der Patient ermutigt werden, spezielle Entwicklungsschritte einzuleiten, während in der analytischen Therapie der Patient nur ermutigt werden soll, über sich ohne Hemmung Auskunft zu geben. In einer Kurzzeittherapie zur Behandlung einer Anpassungsstörung steht die Suche nach dem „aktuell wirksamen *unbewussten* Konflikt“ eher nicht im Zentrum. Vielmehr geht es meist um aktuell wirksame *bewusste* Konflikte, die nicht selbständig gelöst werden können und eine rasche, konkrete Hilfestellung erfordern.

Therapiedauer und -umfang? – Im Laufe ihrer Arbeit werden Sie lernen abzuschätzen, wie viele Stunden der Patient vermutlich benötigen wird, um seine Symptome zu vermindern und um wieder handlungsfähig zu werden. Es gibt Patienten, die großen Redebedarf haben, aber das ist noch kein ausreichender Grund für eine Analytische Therapie. Es geht vielmehr um die Anzahl und die Tiefe der Baustellen. Diese müssen dem Patienten nicht unbedingt bewusst sein.

Die neuen Psychotherapie-Richtlinien von April 2017 führen Kurzzeittherapien von 12 bzw. 24 Stunden ein. Das trägt der Erfahrung Rechnung, dass vielen Patienten schon mit einer Kurzzeittherapie (KZT) geholfen ist. Eine KZT kann angeboten und beantragt werden zur Überprüfung der Indikation für eine Langzeittherapie, beispielsweise bei unklarer oder unzureichender Therapiemotivation. Dem Patienten gegenüber von einer Therapie zu sprechen, die nur 12 oder 24 Stunden umfasst, ermöglicht es dem Therapeuten, sich – aus welchen Gründen auch immer – leichter von dem Patienten zu trennen.

Langzeittherapien (LZT) sind wesentlich länger (je nach in den Therapieverfahren bis zu 80, 100 oder 300 Stunden). Bei sicherer Einschätzung und Prognose kann von vornherein eine LZT beantragt werden.

Zwischen Tiefenpsychologie und Analyse ist die „modifizierte Analyse“ angesiedelt. Diese wird im Sitzen durchgeführt, hat eine niedrigere Frequenz von 2 Sitzungen pro Woche, ist aber dennoch langfristig angelegt (Jungclaussen, S. 25). Damit kann ein hinreichend dichter Therapieprozess gewährleistet werden. In Frage kommen zum Beispiel Borderline-Patienten, welche mit einer langen TP behandelt werden können (100 Stunden). Jedenfalls ist es „ausdrücklich falsch“ (Jungclaussen, S. 27) zu behaupten, nur die Analyse sei für strukturelle Störungen zuständig.

In einer reinen Form wird das eine oder andere Verfahren wahrscheinlich selten angewendet; meistens ist es eine Mischung. Die Frage ist immer, ob mit der gewählten Therapieform eine Verbesserung der Symptomatik erreichbar erscheint.

5.6.2.2 Antragsarten

Therapeuten können mit den verschiedenen Antragsarten spielen, um Patienten und deren Anliegen gerecht zu werden. Auf den folgenden Seiten werden die Möglichkeiten im Überblick dargestellt.

Tabelle 3: Überblick Antragsarten Erwachsene

<table>
<tr><th colspan="4" rowspan="2">Versorgungsangebote</th><th colspan="3">Bewilligungsschritte für Einzeltherapie/ Gruppentherapie bei Erwachsenen in Therapieeinheiten</th></tr>
<tr><th>Schritt 1</th><th>Schritt 2</th><th>Erläuterungen</th></tr>
<tr><td rowspan="5">Sprechstunde
• bis zu 6 x à 25 Min.
• Einheiten von 25 oder 50 Min.

Hinweis: 50 Minuten Sprechstunde ab April 2018 verpflichtend für weitere psychologische Behandlung.</td><td colspan="3">Akutbehandlung
• bis zu 24 x à 25 Min.
• Einheiten von 25 oder 50 Min.</td><td>anzeigepflichtig</td><td></td><td>Erbrachte Stunden der Akutbehandlung sind mit einer ggf. anschließenden Kurz- oder Langzeittherapie zu verrechnen.</td></tr>
<tr><td rowspan="4">Probatorik
• verpflichtend für Einleitung einer Kurz- oder Langzeittherapie

• 2 bis 4 x à 50 Min.</td><td colspan="2">Kurzzeittherapie
(VT, TP oder AP)</td><td>bis zu 12 antragspflichtig; grundsätzlich nicht mehr gutachterpflichtig</td><td>bis zu 24 antragspflichtig; grundsätzlich nicht mehr gutachterpflichtig</td><td>Umwandlung in Langzeittherapie ist gutachterpflichtig.</td></tr>
<tr><td rowspan="3">Langzeit-herapie</td><td>Verhaltenstherapie (VT)</td><td>bis zu 60 antrags- und gutachterpflichtig</td><td>bis zu 80 antragspflichtig; Gutachterpflicht liegt im Ermessen der Krankenkassen</td><td rowspan="3">Rezidivprophylaxe
Ein begrenzter Anteil noch nicht in Anspruch genommener Sitzungen aus dem Langzeit-Kontingent kann zwei Jahre zur Rezidivprophylaxe genutzt werden (Anzeige des Therapieendes durch Therapeuten erforderlich).</td></tr>
<tr><td>Tiefenpsychologisch fundierte Psychotherapie (TP)</td><td>bis zu 60 antrags- und gutachterpflichtig</td><td>bis zu 100 / 80 antragspflichtig; Gutachterpflicht liegt im Ermessen der Krankenkassen</td></tr>
<tr><td>Analytische Psychotherapie (AP)</td><td>bis zu 160 / 80 antrags- und gutachterpflichtig</td><td>bis zu 300 / 150 antragspflichtig; Gutachterpflicht liegt im Ermessen der Krankenkassen</td></tr>
<tr><td colspan="7">Andere Beratungs- und Unterstützungsangebote (z.B. Schuldnerberatung, Ehe- und Familienberatungsstelle)</td></tr>
</table>

Quelle: Kassenärztliche Bundesvereinigung

Tabelle 4: Überblick Antragsarten Kinder und Jugendliche

<table>
<tr><th colspan="4" rowspan="2">Versorgungsangebote</th><th colspan="3">Bewilligungsschritte für Einzeltherapie/ Gruppentherapie bei Kindern (K) und Jugendlichen (J) in Therapieeinheiten</th></tr>
<tr><th>Schritt 1</th><th>Schritt 2</th><th>Erläuterungen</th></tr>
<tr><td rowspan="5">Sprechstunde
• bis zu 10 x à 25 Min.
• Einheiten von 25 und 50 Min.

Hinweis:
50 Minuten Sprechstunde ab April 2018 verpflichtend für weitere psychologische Behandlung.</td><td colspan="3">Akutbehandlung
• bis zu 24 x à 25 Min.
• Einheiten von 25 oder 50 Min.</td><td>anzeigepflichtig</td><td></td><td>Erbrachte Stunden der Akutbehandlung sind mit einer ggf. anschließenden Kurz- oder Langzeittherapie zu verrechnen.</td></tr>
<tr><td rowspan="4">Probatorik
• verpflichtend für Einleitung einer Kurz- oder Langzeittherapie

• 2 bis 6 x à 50 Min.</td><td colspan="2">Kurzzeittherapie
(VT, TP oder AP)</td><td>bis zu 12 antragspflichtig; grundsätzlich nicht mehr gutachterpflichtig</td><td>bis zu 24 antragspflichtig; grundsätzlich nicht mehr gutachterpflichtig</td><td>Umwandlung in Langzeittherapie ist gutachterpflichtig.</td></tr>
<tr><td rowspan="3">Langzeittherapie</td><td>Verhaltenstherapie (VT)</td><td>bis zu 60 antrags- und gutachterpflichtig</td><td>bis zu 80 antragspflichtig; Gutachterpflicht liegt im Ermessen der Krankenkassen</td><td rowspan="3">Rezidivprophylaxe
Ein begrenzter Anteil noch nicht in Anspruch genommener Therapieeinheiten aus dem Langzeit-Kontingent kann zwei Jahre zur Rezidivprophylaxe genutzt werden (Anzeige des Therapieendes durch Therapeuten erforderlich).</td></tr>
<tr><td>Tiefenpsychologisch fundierte Psychotherapie (TP)</td><td>K: bis zu 70 / 60
J: bis zu 90 / 60
antrags- und gutachterpflichtig</td><td>K: bis zu 150 / 90
J: bis zu 180 / 90
antragspflichtig; Gutachterpflicht liegt im Ermessen der Krankenkassen</td></tr>
<tr><td>Analytische Psychotherapie (AP)</td><td>K: bis zu 70 / 60 J: bis zu 90 / 60
antrags- und gutachterpflichtig</td><td>K: bis zu 150 / 90
J: bis zu 180 / 90
antragspflichtig; Gutachterpflicht liegt im Ermessen der Krankenkassen</td></tr>
<tr><td colspan="7">Andere Beratungs- und Unterstützungsangebote (z.B. schulpsychologische Beratungsstelle, Ergotherapie, Logopädie)</td></tr>
</table>

Quelle: Kassenärztliche Bundesvereinigung

5.6.3 Setting

Hier möchte der Gutachter wissen, ob Sie die Möglichkeiten zur Kombination von Einzel- und Gruppentherapie oder nur Einzeltherapie oder nur Gruppentherapie wählen. In den vorigen zwei Tabellen sind die Maximalstunden für Einzeltherapie und für Gruppentherapie mit einem Schrägstrich voneinander getrennt (100 / 80 heißt max. 100 für Einzeltherapie und max. 80 Stunden pro Patient für Gruppentherapie).

„Setting" als Begriff umfasst natürlich noch deutlich mehr. Der Rahmen der Psychotherapie ist von großer Bedeutung, weil er die gemeinsame Arbeit zwischen Psychotherapeuten und Patienten erst ermöglicht. Der Patient soll spüren, dass es um ein therapeutisches Gespräch geht, nicht um eine angenehme Plauderei, um die Zeit vorübergehen zu lassen. Für den Bericht wäre hier nur noch die Frequenz der Sitzungen von Interesse. In einem tiefenpsychologischen Rahmen können auch zwei Sitzungen pro Woche angekündigt werden, beispielsweise wenn eine Problematik besonders dringlich ist und der Patient engmaschige Unterstützung benötigt.

Im späteren Verlauf der Therapie können beide eine geringere Frequenz – beispielsweise nur alle zwei oder vier Wochen – vereinbaren, oder nur jede Woche 25 bis 30 Minuten. Das muss nicht im Bericht erwähnt werden. Wenn man es dennoch tut, könnte man sich als Therapeut eventuell in unguter Weise festgelegt sehen. Formulieren Sie lieber so, dass Sie in Ihren Handlungsoptionen möglichst frei bleiben.

5.6.4 Kooperation

Dies ist ein neuer Punkt, den es bis April 2017 so noch nicht gab. Kooperation mit anderen ärztlichen Berufszweigen ist grundsätzlich wünschenswert, aber erfahrungsgemäß schwierig. Ärzte geringschätzen manchmal die Psychotherapeuten. Oder sie sind schwer bis gar nicht zu erreichen. Oder sie äußern sich unklar. Wie sich die Zusammenarbeit mit anderen Heilberuflern entwickeln wird, ist noch nicht abzusehen. Jedenfalls ist eine engere Kooperation gewünscht und oftmals auch machbar. Falls Sie also Ideen zu diesem Thema haben, informieren Sie den Gutachter darüber. Die Kontakte des Patienten zu Kliniken (z.B. teilstationär) oder anderen Ärzten (insbesondere Psychiater) sollten angegeben werden. Es ist günstig, wenn der Gutachter liest, dass der Patient seine Medikamente zuverlässig von einem Arzt verschrieben bekommt.

5.6.5 Prognose

Aus den vorhergehenden Punkten ergibt sich letztlich die Prognose der Psychotherapie. Hier sollen in kurzer Form jene Faktoren dargestellt werden, die für einen Erfolg oder für einen drohenden Misserfolg einer Therapie sprechen. Schwierigkeiten sollten nicht heruntergespielt werden. Sieht man solche, sollte man darlegen, wie man diesen begegnen will und welche Grenzen die Behandlung eventuell hat. In Punkt 6 sollen die Argumente, die für eine gute Prognose sprechen, und die Argumente, die eine Gefährdung der Therapie bedeuten, gegeneinander abgewogen werden. Es könnte sein, dass bei zu vielen Schwierigkeiten der Gutachter ein geringeres Kontingent bewilligt, doch ist das kein großer Beinbruch. Eine gute Prognose wird abgeschlossen mit dem Satz, „die Prognose ist ausreichend günstig", eine eher schlechte Prognose mit „die Prognose ist gerade noch günstig".

Die prognostische Einschätzung soll durchaus kritisch, auch unter Berücksichtigung von zu erwartenden Schwierigkeiten und Einschränkungen, erfolgen, damit bei einem Fortführungsantrag die zwischenzeitliche Entwicklung unter Bezug auf die ursprüngliche Einschätzung dargestellt werden kann. Die Reife oder Unreife der Charakterstruktur lässt ein Abschätzen zu, ob der Patient über ausreichende Ressourcen verfügt, um seinen Alltag *und* die Entwicklungsanforderungen einer Therapie zu meistern.

Hinweis: Grundsätzlich ist es besser, eine nicht zu günstige Prognose zu stellen. Jeder Gutachter weiß, wie schwierig Veränderungsprozesse sind, deswegen wird eine zu günstige Prognose als Anfängerfehler gesehen und die Anträge werden aus diesen Gründen eher abgelehnt.

5.6.5.1 Prognostische Merkmale

In der diagnostischen Phase muss nach prognostisch günstigen und ungünstigen Hinweisen gesucht werden. Die folgende Tabelle gibt dazu Hinweise.

Tabelle 5: Liste prognostischer Merkmale

Leidensdruck	„Der nächste Motor der Therapie ist das Leiden des Patienten und sein daraus entspringender Heilungswunsch" (Freud

	1913). Im gegenteiligen Fall zieht der Patient z.B. mehr Nutzen als Leiden aus seiner Symptomatik.
Krankheitsgefühl	Der Patient anerkennt rational und emotional, dass er krank ist und Hilfe braucht. Im gegenteiligen Fall wird das Kranksein verleugnet (z.B. bei der Magersucht als das Bemühen, eine schlanke Figur zu bekommen).
Veränderungswunsch	Der Veränderungswunsch beschränkt sich nicht auf den Wunsch nach Symptomwegfall, sondern schließt auch die Absicht ein, die inneren Einstellungen und äußeren Gegebenheiten zu verändern.
Bereitschaft, selbst aktiv zu werden	Der Patient ist bereit und in der Lage, eigene Beiträge zur therapeutischen Zusammenarbeit zu liefern. Im gegenteiligen Falle überwiegt die passive Erwartung, von einem mächtigen Helfer geheilt oder getragen zu werden.
Bereitschaft zu emotionaler Belastung	Der Patient ist bereit und in der Lage, sich den schmerzlichen Affekten auszusetzen, die zwangsläufig aufkommen, wenn er sich mit seinen unbewältigten Konflikten konfrontiert. Im gegenteiligen Fall vermeidet der Patient emotionale Belastung, indem er die Konfliktthemen nicht an sich heranlässt.
Krankheitsgewinn	Das Kranksein schafft Vorteile (erzwungene Rücksichtnahme anderer), die nur schwer aufgegeben werden können.
Einsichtsfähigkeit	Die Fähigkeit und das Interesse, sich selbst introspektiv wahrzunehmen und z. B. Zusammenhänge zwischen der psychischen Verfassung und der Krankheit herzustellen. Im gegenteiligen Falle werden Erklärungen für die eigene Situation bevorzugt außerhalb der eigenen Person gesucht.
Affektdifferenzierung	Fähigkeit, eigene Affekte differenziert wahrzunehmen; Störung dieser Funktion erschwert psychotherapeutische Ansätze des Selbstverständnisses.
Selbstwert	Fähigkeit den eigenen Selbstwert zu regulieren; hohe narzißtische Kränkbarkeit erschwert die selbstkritische Betrachtung der eigenen Situation und ihrer Konflikte.
Impulssteuerung	Fähigkeit, mit eigenen Impulsen steuernd umzugehen; bei Beeinträchtigung tritt an die Stelle des Denkens, Vorstellens und Phantasierens der Impuls, sofort entsprechend dem aktuellen Bedürfnis zu handeln (Agiertendenz).
Autoaggressive Tenden-	Die Planungs- und Handlungsmöglichkeiten werden durch selbstschädigende, selbstquälerische und selbstzerstöreri-

zen	sche Impulse unterlaufen.
Affekttoleranz	Fähigkeit, auch mit intensiven und unlustvollen Affekten steuernd umzugehen; fehlende Affekttoleranz bzw. fehlende Frustrationstoleranz verlangen nach sofortigem Entlastungshandeln (z. B. Ersatzbefriedigungen).
Abwehr	Fähigkeit, Konflikte intrapsychisch auszutragen; bei unreifer Abwehr werden Konflikte nicht intrapsychisch, sondern interpersonell erlebt und werden somit auch nicht von der eigenen Person verantwortet, sondern den anderen zugeschrieben.
Selbst-Objekt-Differenzierung	Fähigkeit, die Quelle bestimmter Intentionen entweder im Selbst oder in den Objekten zu verorten; bei deren Störung kommt es zu projektiven Zuschreibungen und Beziehungsverwicklungen.
Ganzheitliche Objektwahrnehmung	Fähigkeit, Objekte mit guten und schwierigen Seiten wahrzunehmen; bei deren Störung besteht die Tendenz zur Spaltung zwischen nur guten und nur schlechten Objekten.
Kommunikation	Fähigkeit, fremde Affekte zu verstehen und eigene Affekte mitzuteilen; bei Störung dieser Funktion beherrschen Missverständnisse und Verwirrung die Beziehungssituation.
Internalisierung	Fähigkeit, gute innere Objektbilder zu errichten und zu erhalten; bei Störung dieser Funktion hinterlässt die Therapie lange Zeit keine Spuren, das heißt der Patient kann die positiven Beziehungserfahrungen aus der Therapie nicht in sich aufbewahren.
Entwicklungsfähigkeit	Der Therapeut sieht bei seinem Patienten entwicklungsfähige kreative Seiten.
Kooperationsfähigkeit	Der Therapeut sieht bei seinem Patienten kooperative motivierte Seiten.
Gegenübertragung	Der Therapeut ist emotional angesprochen durch die Unausweichlichkeit der lebensgeschichtlichen Entwicklung bei seinem Patienten.
Lebensbewältigung	Der Therapeut spürt Respekt für die bisherige Lebensbewältigung seines Patienten.
Verstehen	Der Therapeut versteht gut, um welche Problematik es sich bei dem Patienten handelt.
Kompetenz	Der Therapeut ist überzeugt, dass er mit seinen therapeuti-

	schen Mitteln und mit seiner Persönlichkeit diesen Patienten fördern kann. Der Patient hält den Therapeuten für willens und kompetent, ihn zu behandeln.
Therapeutenmotivation	Der Therapeut ist motiviert, die Behandlung bei diesem Patienten durchzuführen. Die Gegenübertragung ist gut.

Quelle: Rudolf & Henningsen 2007, S. 339f.

5.6.5.2 Indikation und Patientenauswahl

Vielen Therapeuten und Helfenden ist nicht deutlich genug, dass sie Patienten und Klienten auch ablehnen dürfen. Unter dem Gesichtspunkt des Selbstschutzes sollte sich niemand überfordern. Der Therapeut braucht sich nicht dazu zwingen, jeden Hilfsbedürftigen anzunehmen. Wenn er gleichgültig gegen seinen Patienten bleibt oder gar lebhafte Antipathie empfindet, sollte er die Hände von der Behandlung lassen. Es ist nicht jedermann für jeden geeignet. Man weiß, dass der Prozess des Verstehens an Gefühle des Wohlwollens und an Zuneigung gebunden ist.

Zum Schutze des Therapeuten sei empfohlen, dass er sich in seiner Arbeit weitgehend auf Charakterstörungen, Neurosen, Persönlichkeitskrisen, Psychosomatosen und die üblichen Zwangserkrankungen beschränkt. Das ist das Feld der mittleren Psychotherapie, welches an Zonen schwererer menschlicher Anomalien grenzt, deren therapeutische Behandlung extrem hohe Anforderungen stellt. Wir denken hier an Persönlichkeitsstörungen (strukturelle Störungen) und Psychosen, die besser in Kliniken aufgehoben sind. Solche Menschen können keine positiven, maßvollen und tragfähigen Gefühle für den Analytiker entwickeln und sind durch eine Mauer aus Angst, Aggression und Abwehr von ihm getrennt. Die Anforderungen an das Hilfspersonal sind übermäßig groß und können nur von Klinikteams aufgefangen werden. Die Psychiatrie stellt Medikamente zur Verfügung, die bei einem Teil der Patienten recht gut wirken.

Eine ähnliche Vorsicht ist gegenüber den sexuellen Perversionen, den Borderline-Störungen und der Delinquenz angebracht. Auch Suchtkrankheiten sind nur schlecht in der ambulanten Psychotherapie zu behandeln. In den Anfängen der Sucht können therapeutische Hilfeleistungen noch nützlich sein. Wenn aber der Gebrauch von Alkohol und Opiaten zur Gewohnheit geworden ist, steht der Kranke unter einem biologischen Zwang, sein Suchtmittel zu bekommen und zu konsumieren. Da kann er nicht auf Worte und Belehrungen hören. Eher schon lässt er sich von einer Gemeinschaft von Suchtkranken (Selbsthilfegruppen wie zum Beispiel die Anonymen Alkoholiker) beeinflussen oder benötigt den Rahmen einer Institution, die ihn von seiner gewohnten Umwelt trennt. Suchtpatienten sollten von niedergelassenen Psychologen erst nach Entzug und Entwöhnung behandelt werden.

Weitere Kontraindikationen:

Tabelle 6: Kontraindikationen für eine Psychotherapie

- mangelnde Ich-Struktur des Patienten (z.B. antisoziales Verhalten)
- psychotischer Status, basale Störung der Persönlichkeitsorganisation
- Gefahr einer malignen Regression oder Dekompensation
- keine Aussicht auf vertretbaren Behandlungserfolg, z.B. durch sekundären Krankheitsgewinn oder „Rentenneurose"
- bessere Ergebnisse bei anderen Unterstützern (Psychoanalyse, Verhaltenstherapie, Sozialarbeiter, Familienhilfe etc.)
- negative Übertragung und Gegenübertragung
- Unzuverlässigkeit als Teil der psychischen Störung
- mangelnde Compliance (z.B. in der Medikation)
- Suchtpatienten ohne Entzug und Entwöhnung
- schwerwiegende innere Einschränkungen, z.B. Sozialphobie
- schwerwiegende äußere Einschränkungen, z.B. lange Anfahrt, Schichtdienst
- unzureichende Therapiemotivation
- unzureichender Veränderungswille
- unzureichender Leidensdruck.

Nachdem wir die einzelnen Teile des 6. Punktes „Behandlungsplan und Prognose" durchgesprochen haben, folgt jetzt ein Formulierungsbeispiel:

Beispiel 11: Formulierungsbeispiel Behandlungsplan und Prognose

(Chiffre N 260295) *Vorgesehen ist eine tiefenpsychologisch fundierte Langzeittherapie als Einzelbehandlung mit einer Dauer von max. 100 Stunden, mit einem ersten Therapieschritt von 60 Stunden, bei einer Frequenz von einer Sitzung pro Woche.*

Die Patientin selbst möchte sich „selbst mehr lieben". Sie möchte in der Partnerschaft ihre Eifersucht überwinden und mehr Vertrauen haben. Auch möchte sie „lockerer mit der Zukunft umgehen" und sich selbst „nicht mehr so viel Druck machen". Aus meiner Sicht treffen diese von der Patientin formulierten Ziele nicht den Kern ihrer Problematik. Mir ginge es eher darum, ihr ihre Psychodynamik zu erklären, in der Hoffnung, dass sie von dieser malignen Regression ablassen kann.

Dabei wird es auch um die Durcharbeitung ihres familiären Hintergrundes gehen, damit die Lebensstationen für die Patientin besser verstehbar werden, mit dem Ausblick einer möglichen Neubewertung ihrer Entwicklung. Die Patientin soll Gelegenheit bekommen, Anschluss an ihre Gefühle sowie einen Ausdruck für diese zu finden. Durch die einfühlsame Ermutigung im geschützten Erfahrungsraum soll ihr ein innerer Ort der Reflexion eröffnet werden, um ihre Verlust- und Mangelerfahrungen betrauern und integrieren zu können.

Ihre guten kognitiven und verbalen Fähigkeiten und ihre nach wie vor lebensbejahende Einstellung stellen verlässliche Ressourcen für die Therapie dar. Sie erscheint hinreichend differenziert, stabil und intelligent, um psychodynamische Zusammenhänge zu erfassen. Insgesamt ist die Prognose als günstig einzuschätzen.

Bitte schauen Sie sich auch den folgenden Text an. Bis auf den grau gedruckten Satz in der Mitte des Textes handelt es sich um allgemeine Aussagen, die auf fast jeden Patienten zutreffen. Derartige Floskeln zu verwenden halte ich nicht für angemessen. Die Therapie sollte auf den Patienten zugeschnitten werden und seine Persönlichkeiten ebenso wie seine Ziele berücksichtigen. Der zweite, prognostische Absatz mag gerade so durchgehen.

Die Pat. kommt auf eigenen Wunsch mit akutem Leidensdruck. Der Behandlungswunsch ergibt sich in erster Linie aufgrund verstärkt auftretender, ängstlich-depressiver und prokrastinierender Symptomatik. Ziele der Behandlung sind das allmähliche Verstehen und die Bewusstwerdung lang abgewehrter Wünsche und Bedürfnisse. Die Einsicht in die psychodynamischen Zusammenhänge einiger wesentlicher dysfunktionaler Verhaltens- und Erlebensmuster soll mittels Klarifikation, Konfrontation und Deutung soweit erarbeitet werden, dass die Patientin befähigt wird, diese strukturbezogenen Antriebe und Motive unter die Kontrolle ihres Ichs zu stellen. Um die aktuellen dysfunktionalen Muster, die sich bereits in der Gegenübertragung in Form von Idealisierungs- und Überanpassungstendenzen abzuzeichnen beginnen, zu spezifizieren, sollte geklärt werden, was konkrete eigene berufliche, finanzielle und partnerschaftliche Ziele sind. Dabei sollte auf die Möglichkeit der Ich-Ideal-Entlastung geachtet werden. Die Selbstwerdung sollte mit Hilfe positiver Übertragung und einem guten Arbeitsbündnis unterstützt und gestärkt werden.

Möglicherweise kann der idealisierte Vater (der die Patientin vor der Mutter hätte schützen können) in der Therapie erkannt und verabschiedet werden, um damit den Weg frei zu machen für Wut und Hass aus der früheren Mutterbeziehung.

Dabei soll in der Therapie die emotional korrigierende Erfahrung gemacht werden können, durch angemessene Äußerungen aggressiver Impulse nicht vom Gegenüber bestraft oder verlassen zu werden. Der Patientin soll die Möglichkeit geboten werden, die Therapeutin als „ersehntes gutes Objekt" zu erleben jedoch auch die Grenzen der Erfüllbarkeit ihrer infantilen Strebungen zu spüren und ggf. zu betrauern. Hiermit einhergehend, sollten lange abgewehrte Autonomie- und Selbständigkeitswünsche bewusst werden, und damit zusammenhängende Schuldgefühle überprüft und ggf. abgebaut werden.

Da das Krankheitskonzept der Pat. überwiegend interpersonelle Einflussfaktoren beinhaltet, sollten in der Therapie auch situative Faktoren ausgemacht und einbezogen werden. Die Indikation einer tiefenpsychologisch fundierten Psychotherapie ist damit gegeben. Der sekundäre Krankheitsgewinn, durch die Symptomatik Aufmerksamkeit und Fürsorge zu rechtfertigen, könnte prognoseeinschränkend gewertet werden. Aufgrund einer bereits angebahnten vertrauensvollen therapeutischen Beziehung, der gegebenen Motivation, Selbstre-

flexion der Pat. und ihrer bisherigen Leistungslinie sowie Zuverlässigkeit ist jedoch insgesamt von einer ausreichend günstigen Prognose auszugehen. Vorgesehen sind 60 Stunden einer einmal wöchentlich stattfindenden tiefenpsychologisch fundierten Einzeltherapie.

5.7 Punkt 7 – Fortführungsantrag

Im Leitfaden heißt es:

> *1. Darstellung des bisherigen Behandlungsverlaufs seit dem letzten Bericht, der Veränderung der Symptomatik und des Behandlungsergebnisses in Bezug auf die Erreichung bzw. Nichterreichung der Therapieziele; bei Kindern und Jugendlichen auch bezüglich der begleitenden Behandlung der Bezugspersonen*
>
> *2. Aktuelle Diagnose/n gemäß ICD-10 und aktueller psychischer Befund, weitere Ergebnisse psychodiagnostischer Test- verfahren*
>
> *3. Begründung der Notwendigkeit der Fortführung der Behandlung, weitere Therapieplanung, geänderte/erweiterte Behandlungsziele, geänderte Behandlungsmethoden und -techniken, Prognose, Planung des Therapieabschlusses, ggf. weiter- führende Maßnahmen nach Ende der Therapie*

Hier möchte der Gutachter gern lesen, was in der bisherigen Therapie los war und welchen Erfolg das hatte. Der Umwandlungsantrag (von KZT zu LZT) bzw. Fortführungsantrag ist gutachterpflichtig. Die Stunden einer Kurzzeittherapie werden auf die beantragte Gesamtstundenzahl angerechnet.

Ein Fortführungsantrag sollte einerseits Fortschritte in der Therapie vermelden, aber auch deutlich machen, was noch zu tun ist.

5.7.1 Zusatzangaben in einem KJP-Antrag

Die Berichte für einen KJP-Antrag sind fast identisch wie die für eine Erwachsenentherapie aufgebaut. Es sollten allerdings weitere Punkte beachtet werden, nämlich *den Gesundheitszustand und die psychische Verfassung der Eltern und/oder anderer Beziehungspersonen des Kindes/Jugendlichen*

sowie deren Einstellung zur Psychotherapie des Kindes und zur begleitenden Psychotherapie der Beziehungspersonen. Dazu gehört die Beurteilung der Umstellungsfähigkeit der Eltern und der Möglichkeiten, die pathogene Familiendynamik zu beeinflussen.

Die Berichte für eine KJP-Therapie sind tatsächlich schwieriger zu schreiben als für einen Erwachsenen, weil bei Kindern und Jugendlichen der familiäre Einfluss noch unmittelbar gegeben ist und mit berücksichtigt werden muss. Dieses familiäre Geflecht ist oftmals schwer zu durchschauen.

Man hat es nicht nur mit einem unglücklichen Kind zu tun, sondern mit oft überforderten oder abwesenden Eltern. Nicht selten ist die pädagogische Einflussnahme auf die Eltern wichtiger und dringender als die Therapie des Kindes, d.h. die Eltern (oder ein Elternteil) sind das eigentliche Problem, nicht das Kind.

5.8 Zehn Fragen, die der Bericht beantworten sollte

Man muss das Rad nicht immer neu erfinden. Ich verwende in diesem Skript dankbar die Bücher und Gedanken unter anderem von Udo Boessmann. Er hat zu der hier verhandelten Thematik mehrere hilfreiche Bücher geschrieben und lässt die Leser auch auf einer Internetseite an seinem Wissen teilhaben. Dort hat er „Zehn Fragen, die der Bericht beantworten muss" zusammengestellt. Der Berichteschreiber kann hier noch einmal checken, ob er genug Material hat, um folgende Fragen zu beantworten:

Tabelle 7: Fragen, die der Bericht beantworten sollte (nach Boessmann)

- Hat der Patient eine behandlungsbedürftige Erkrankung? (aktuelle Symptomatik, Beschwerden, Behinderungen, Diagnosen nach ICD-10)
- Was für ein Mensch ist der Patient? („Struktur": Persönlichkeitsstil, Neurosendisposition, Strukturniveau; persönlichkeitsspezifische Motive und Fähigkeiten, Defizite, Abwehr- und Kompensationsmechanismen)

- Warum ist der Patient so, wie er ist? (biografische Entwicklung)
- Was macht dem Patienten heute zu schaffen? (aktuelle Auslöser der Störung: Veränderungen, neue Belastungen, Entwicklungsaufgaben)
- Warum macht es ihm zu schaffen? (Vulnerabilität, Konfliktbereitschaft, Überforderung der Struktur)
- Warum wurde und bleibt der Patient deshalb krank? (Psychodynamik der Symptombildung, Funktion der Symptome)
- Was hat der Patient davon, krank zu sein? (Krankheitsgewinn)
- Was muss sich ändern, damit der Patient wieder gesund wird? (Therapieplan)
- Wie gut sind die Aussichten für eine tiefenpsychologisch fundierte oder eine analytische Psychotherapie? (Prognose)
- Welche alternativen Behandlungsformen kommen in Frage? (Differenzialindikation: zum Beispiel AP oder VT)

Quelle: http://kassenantrag.blogspot.de/2013/08/handout-zum-seminar-bericht-den.html, (20.10.2015)

Hinweis: Der Berichteschreiber muss sich nicht zwanghaft an die Fragen halten. Sie sind Vorschläge, die einem helfen sollen, seine Gedanken zum Patienten zu ordnen.

6 Psychodynamik

Nun speziell zur Psychodynamik und was dabei zu beachten ist.

Die psychodynamische Perspektive ist grob gesprochen die Sicht der gesamten Tiefenpsychologie auf den Menschen einschließlich der Grundannahmen, dass es Unbewusstes gibt und dass dieses Unbewusste das Individuum prägt. Im engeren Rahmen der Diagnostik wird darunter die (vorläufige) Beantwortung der Frage verstanden, wie jemand wurde, was er ist. Das Grundschema ist einfach:

Ein (junger) Mensch erlebt etwas und reagiert darauf. Er bildet sich eine (unbewusste) Meinung über die Welt. Die Reaktionsmöglichkeiten sind vielfältig, aber letztlich sucht das Individuum aus einem überschaubaren „Korb von Möglichkeiten" seine heraus. Dies zu erkennen und zu deuten ist eine der Hauptaufgaben des psychodynamisch arbeitenden Therapeuten.

Ein Mensch erlebt ein Trauma, eine Kränkung oder eine Freude und reagiert darauf seinem Charakter gemäß mit Rückzug, Aufmerksamkeitssuche, Rollenübernahmen oder erhöhter Beitragsleistung. Im Rückblick ergibt sich oft (nicht immer) ein schlüssiger Entwicklungsstrang, der dem Patienten im Laufe der Therapie zu seiner Selbsterkenntnis erläutert werden kann. Die Psychodynamik ist natürlich real komplizierter, weil oft mehrere Personen, die Erwartungen des Milieus und objektive Zwänge mit hineinspielen.

Der Therapeut sollte sich dabei vor dem so genannten Rückschaufehler hüten. Die tatsächliche Entwicklung kommt uns nachträglich viel wahrscheinlicher vor, als sie es zum Zeitpunkt der aktuellen Situation war. So erscheinen im Rückblick alle Ereignisse folgerichtig. Tatsächlich hätte zu jedem Zeitpunkt die Entwicklung vermutlich auch einen anderen Weg nehmen können. Die tatsächliche Entwicklung ist immer die *Resultante* eines komplexen Geflechts von Möglichkeiten, die sich durch Einwirkung unterschiedlicher Kräfte sowie durch puren Zufall einen oftmals unvorhergesehenen Fortgang sucht.

6.1 Die Vorgaben

Die Vorgaben zum Erstellen eines Berichts setzen unausgesprochen die Anwendung von Modellen voraus.

Schauen wir uns zunächst die Vorgaben der Krankenkassen an. Hier noch einmal die Formulierung aus dem Leitfaden, welches für die gesetzlichen Krankenkassen gilt:

> *Psychodynamik (TP, AP): auslösende Situation; intrapsychische Konfliktebene und aktualisierte intrapsychische Konflikte; Abwehrmechanismen; strukturelle Ebene; dysfunktionale Beziehungsmuster*

Bei der Beihilfe liest sich dieser Punkt folgendermaßen:

> *Psychodynamik der neurotischen Erkrankung: Wie haben sich Biografie, Persönlichkeitsstruktur, Entwicklung intrapsychisch unbewusster Verarbeitungsweisen und spezifische Belastungscharakteristik einer auslösenden Situation so zu einer pathogenen Psychodynamik verdichtet, dass die zur Behandlung kommende psychische oder psychisch bedingte Störung hieraus resultiert? Auch wenn die zur Behandlung anstehenden Störungen chronischer Ausdruck einer neurotischen Entwicklung sind, ist darzustellen, welche Faktoren jetzt psychodynamisch relevant zur Dysfunktionalität oder Dekompensation geführt haben.*

6.2 Aufbau der Psychodynamik nach Jungclaussen

Wir tasten uns langsam an die Psychodynamik heran. Die Grundannahme der psychodynamischen Perspektive auf den Menschen formulieren Wittchen & Hoyer so:

> *So genannte – von Psychosen abgegrenzte – Neurosen, die ursprünglich im Vordergrund dieser Perspektive standen, lassen sich danach zurückführen auf ungelöste, verdrängte frühkindliche Konflikte, die durch spätere auslösende Situationen aktiviert werden können. Neurotische Symptome werden als misslungene Verarbeitungsversuche oder Ersatz für derartige verdrängte Konflikte oder als Ersatzbefriedigung für darauf zurückgehende Impulse gesehen. Eine*

> *weitere zentrale Modellannahme betrifft sog. Abwehrmechanismen, die der Neutralisierung teilweise unbewusster Tendenzen dienen. (Wittchen & Hoyer 2011, S. 17)*

Um sich die Psychodynamik plastisch vor Augen zu führen, haben verschiedene Autoren unterschiedliche Konzepte entwickelt. Ich werde hier dem Vorschlag von Ingo Jungclaussen folgen, der ein übersichtliches und – wie ich meine – einleuchtendes 7-Schritte-Schema entwickelt hat. Die Psychodynamik umfasst (nach Jungclaussen 2013, S. 91) sieben Elemente:

1. frühe Biografie;
2. Grundkonflikt (der disponierende Hintergrund)
3. Neurosenstruktur (suboptimale Lösung des frühen Grundkonflikts: Abwehrmechanismen)
4. Kompensation (Abwehrmechanismen)
5. aktueller Auslöser;
6. aktuell wirksamer unbewusster Konflikt sowie
7. Symptome.

Wichtiger Hinweis: Neurosenstruktur und Kompensation sind bei Jungclaussen nicht strikt voneinander getrennt. Ist der Grundkonflikt oder die reaktive Neurosenstruktur der „disponierende Hintergrund"? Zeigen sich in der Neurosenstruktur oder der Kompensation (oder beiden) die Abwehrmechanismen?

Jungclaussen hat dieses Schema mehrfach wiederholt und in immer neue Formulierungen gekleidet:

> *Die Abfolge [der sieben Schritte] kann man sich (als Gedächtnishilfe) wie folgt vorstellen: In der (1) frühen Biografie konstituiert sich (2) ein Grundkonflikt, der zur Ausbildung einer (3) Neurosenstruktur führt, deren neurotisches Gleichgewicht noch durch (4) die Kompensation aufrechterhalten wird. Durch einen (5) Auslöser im Hier und Jetzt wird das bisherige Gleichgewicht labilisiert, wodurch der schlummernde Grundkonflikt wiederbelebt wird und den (6) aktuell wirksamen unbewussten Konflikt auslöst, woraufhin (7) die Symptome diesen Konflikt kompromisshaft zu lösen versuchen.* (Jungclaussen 2013 S. 91, linke Spalte)

Oder in einer anderen Formulierung (Jungclaussen 2013, S. 136, rechte Spalte):

> *Unerfüllte Wünsche aufgrund wiederkehrender, konflikthafter, früherer, biographischer Beziehungserfahrungen (Schritt 1) hinterlassen im prozeduralen Gedächtnis etwas, das wir als emotionale Wunde oder unerfüllte Wunschfantasien bzw. als Grundkonflikt (Schritt 2) bezeichnen. Die Kruste, die die Wunde abdeckt und schützt, entspricht der Neurosenstruktur (Schritt 3) mit ihrer Abwehr, welche gleichzeitig eine Schwachstelle ist, da hier die Wunde empfindlich bleibt. Die Leistungseinbußen der verletzten Stelle können in unterschiedlicher Weise kompensiert werden (Schritt 4), während unter der Kruste der ungelöste Grundkonflikt stets weiter gärt. Auf die Wunde mit ihrer Kruste stößt dann der Auslöser (Schritt 5), der die Kruste durchbricht, da diese den akuten belastenden Einwirkungen in Form von andrängenden Wunschphantasien nicht mehr Stand hält. Die eigenen Verarbeitungsmuster sind den durch den Auslöser herandrängenden Inhalten nicht gewachsen, so dass die mit den verdrängten Bedürfnissen einst verbundene frühe konflikthafte Erlebnisspur wiederbelebt wird. Dieser unbewusste Vorgang entspricht dem AWUK (aktuell wirksamen unbewussten Konflikt) (Schritt 6). Die Kruste bricht auf, und es wird bildlich gesprochen eine schmerzhafte, akute Eiterung verursacht, nämlich das Symptom (Schritt 7).*

Indem eine alte Wunde neu aufreißt, hat der aktuell wirksame Konflikt seinen biographischen Bezug (die Wunde-Krusten-Metapher stammt von Boessmann, 2004).

Wichtiger Hinweis: Hier verwirrt Jungclaussen seine Leser. Ist die Neurosenstruktur bereits ein Abwehrmechanismus oder erst die Kompensation? Oder sogar beides? Und wo ordnen sich die Strukturdefizite ein? Strukturdefizite scheinen eher Folge eines Grundkonflikts zu sein. Der „aktive" und „passive Modus" der Grundkonflikte, welche die OPD-Arbeitsgruppe herausgearbeitet hat, passen nicht recht zum Grundkonflikt, sondern sind viel eher Neurosenformen. Das alles ist verwirrend und in der Literatur nicht hinreichend geklärt – oder kann vielmehr gar nicht klar voneinander getrennt werden, weil die menschliche Psyche selten eindeutig ist.

Jungclaussen spricht vom „Grundkonflikt". Dazu mehr im „Schritt 2".

6.3 Welche Fragen und Punkte sollten in der Psychodynamik beantwortet werden?

Die Fragen, die der Gutachter beantwortet haben will, sind in etwa folgende:

Tabelle 8: Fragen, die die Psychodynamik beantworten sollte

1. Lebensgeschichtliche Rekonstruktion der Entstehung des seelischen Leidens: Warum glauben Sie als Therapeut, dass Ihr Patient sich so entwickelt hat?
2. Warum glauben Sie, hat er gerade dieses Symptom entwickelt? (Diese Fragen sind relevant auch für den dann folgenden Behandlungsplan, der ja auf den Patienten passen soll.)
3. Welchen primären und sekundären Krankheitsgewinn hat der Patient?
4. Welche strukturellen Defizite resultieren aus den phasenspezifischen Deprivationen, Traumata oder Missbrauchserfahrungen?
5. Welche Folgen hatte das für seine Entwicklung, seine Fixierungen, seine Hemmungen und Kompromissbildungen?
6. Welche unbewussten Erwartungshaltungen hat der Patient gegenüber anderen und welche Beziehungsmuster hat er entwickelt?
7. Gibt es eine Retraumatisierung, d.h. eine traumatisierende Wiederholung eines Erlebnisses aus der Kindheit, jetzt in der Gegenwart?
8. Wie und warum wiederbelebt die real vorhandene Problematik die alten Konfliktmuster?

Hinweis: Beachten Sie, dass die Psychodynamik nicht die absolute Wahrheit ist, sondern immer eine Arbeitshypothese darstellt.

Im Folgenden werden die sieben Schritte von Jungclaussen im Einzelnen vorgestellt.

6.4 Schritt 1: Die frühe Biographie prägnant darstellen

Hier sollen die frühen, negativen Einflüsse erscheinen, die zu einem spezifischen innerpsychischen Konflikt führten. In der Psychodynamik geht man vom Dort und Damals zum Hier und Jetzt: Aus welchen biographischen Einflüssen entstand die lebensgeschichtlich gewordene Disposition zu einer Neurose oder psychischen Störung? Als negative Einflüsse sind denkbar (nach Rudolf 1996; Boessmann 2004, S. 10; zit. in Jungclaussen 2013, S. 110):

Tabelle 9: Auf was achten in der frühen Biographie?

1. Fehlendes emotionales Beziehungsangebot, emotionale oder körperliche Mangelerfahrung durch überforderte, unzuverlässige, unempathische, feindselige oder nicht vorhandene Bezugspersonen
2. Einseitige Verwöhnung, Überprotektion (und damit Behinderung der Autonomieentwicklung bzw. des Erkennens der wahren Bedürfnisse oder des wahren Selbst)
3. Konflikthaft-widersprüchliches Beziehungsangebot (s. Double-Bind)
4. Durch Abbrüche und Verluste gekennzeichnete Beziehungserfahrungen
5. Feindselig-aversives Beziehungsangebot
6. Gewaltbesetztes-sexualisiertes Beziehungsangebot bzw. verführerische Überstimulierung, Grenzüberschreitung, unklare Inzest- und Hierarchiegrenzen in der Familie
7. Emotionale Überforderung durch Parentifizierung oder elterliche Delegation (z. B. die Mutter delegiert die Aufgabe, sie zu trösten, an das Kind statt an den Mann)
8. Schwierige Position in der Geschwisterfolge bzw. Einzelkindsituation (es waren z. B. keine Bündnisse mit den Geschwistern gegen die Eltern möglich, somit keine Möglichkeit, Konflikte untereinander zu verschieben und kompromisshaft zu lösen)
9. Traumatische Ereignisse

Der Gutachter wird es schätzen, wenn Sie auswählend die biographischen Daten nennen, welche die Psychodynamik überzeugend belegen. Besonders die frühkindliche Situation sollte kurz umrissen werden:

Tabelle 10: Einige für eine Biographie relevante Fragen (nach Boessmann 2012)

- Waren Mutter und Vater oder suffiziente Ersatzpersonen ausreichend verfügbar?
- Hatten diese die Voraussetzung für eine konstante, liebevoll-empathische und die primären Bedürfnisse befriedigende Haltung?
- Oder erlitt der Patient frühe Verluste, Mangelerfahrungen und Traumatisierungen, welche die Konstituierung eines stabilen Selbst und der Objektkonstanz behinderten?
- Gab es Verzögerungen der körperlichen oder geistigen Entwicklung?
- Beeinträchtigten körperliche Behinderungen oder Stigmata die Selbstwertentwicklung (Minderwertigkeitsgefühle)?
- Fand Überversorgung, Überbesorgtheit und Verwöhnung mit der Behinderung der Autonomieentwicklung statt? Fand eine angemessene Triangulierung statt?
- Führte die Position in der Geschwisterfolge zu einer erheblichen Benachteiligung?
- Wie war die Geschwisterrivalität?
- Wurde das Kind behutsam und konsequent an die zu verinnerlichenden Sozialisationsnormen herangeführt oder wurde durch eine rigide Dressur der kindliche Wille zu brechen versucht?
- Wie war die Beziehung der Eltern?
- Gab es irritierende Bündnisse über Hierarchiegrenzen hinweg, zum Beispiel: die Mutter mit ihrem Sohn aus erster Ehe gegen den Stiefvater und dieser mit der gemeinsamen Tochter gegen die Mutter und den Stiefsohn?
- Waren diese Bündnisse mit erotischen Phantasien oder inzestuösen Grenzüberschreitungen verbunden?
- Taugten die Eltern als Vorbild für die Identifizierung?
- Welche Ambivalenzen (zum Beispiel: Hass und Liebe, Bewunderung und Verachtung) wurden begründet?
- Welche Besonderheiten in phasentypischen Schwellensituationen (z.B. Einschulung, Menarche, Pubertät, erste Partnerschaft, Verlassen des Elternhau-

ses, Einstieg in den Beruf, Heirat, Schwangerschaft, Klimakterium, Berentung) sind Ihnen bekannt? (Denken Sie daran, dass Auffälligkeiten zu der strukturellen Diagnose und Psychodynamik passen müssen.)

- Hatte der Vater an dem Kind im Alter von eineinhalb bis zwei Jahren überhaupt noch Interesse oder hatte er sich da bereits zurückgezogen? Hat der Vater den Patienten darin unterstützt, aus der symbiotischen Dyade mit der Mutter in die harte Realität dieser Welt hineinzufinden?

Diese Fragen sind meines Erachtens zielführender und handhandbarer als die nach etwaigen Vorkommnissen in der oralen oder analen Phase. Allerdings dreht sich bei den Fragen unausgesprochen viel um die ödipale Problematik in der Dreierkonstellation Mutter-Vater-Kind. Die Genese der Erkrankung ergibt sich aber erst aus einer vollständig erzählten, lebensgeschichtlichen Rekonstruktion.

Im Antragsbericht wird das frühe soziale und Beziehungserleben im Gliederungspunkt 4 (lebensgeschichtliche Entwicklung) beschrieben. Es kann in der Psychodynamik nicht ausgeführt werden, was nicht in der Biographie schon anklang. D.h. es sollte in der Biographie nichts beschrieben werden, was nicht für die Psychodynamik Relevanz hat.

Die Leitfrage für die Biographie lautet also:

Aus welchen Gründen musste der Patient diese Symptomatik entwickeln?

Dabei sind nicht alle Daten wichtig, sondern nur die symptomrelevanten. Zu den harten Fakten, die erwähnt werden sollten, gehören: Geschwisterzahl und deren Alter, Alter und Berufe der Eltern, weitere wichtige Bezugspersonen im Haushalt, Schwellensituationen (Schule und Pubertät), Sexualität und Partnerschaftsgeschichte, soziale Kontakte, heutige Situation, manifeste Schwierigkeiten und Krankheiten.

Die erwähnte und erzählte Biographie soll und muss mit der Psychodynamik übereinstimmen. Dazu ein Beispiel für die Bezugnahme auf der Biografie in der Psychodynamik (D. Adler, 2012, S. 58f.). In der Biografie könnte es heißen (Formulierungsbeispiel):

Die Eltern haben ihn auf ein Elitegymnasium geschickt, weil Familien, die etwas auf sich halten, ihre Kinder dorthin geschickt hatten. Der Patient habe sich dort unwohl, wie fehl am Platz gefühlt. So musste er das zehnte Schuljahr wiederholen.

Daraus wird in der Psychodynamik:

Der Patient sollte die Größenfantasien der Eltern erfüllen. Dabei wurde er als Persönlichkeit nicht wahrgenommen und seine Bedürfnisse nur berücksichtigt, wenn sie zu den Ideen der Eltern passten. So wundert es nicht, dass er sich auf dem Elitegymnasium nicht wohl fühlte, weil dieses einen äußeren Teil seines entfremdeten Selbst darstellte. Aus Loyalität (also Identifizierung mit dem Aggressor) durfte er nicht offen rebellieren, stattdessen zog er sich depressiv zurück und sonderte sich ab. Dies sollte sein Kernselbst schützen und gab ihm moralisch-masochistischen Gewinn. Gleichzeitig blieb die unbewusste Hoffnung auf Erlösung und Wiedergutmachung erhalten. In der Pubertät verzweifelte er, konnte die Wut aber nur teilweise nach außen richten, indem er in der Schule schlecht wurde und den Eltern Schande einbrachte. Diese stille Revolution vermied die Auseinandersetzung mit den elterlichen Idealen und Normen und verzögerter bzw. verhinderte die Identitätsbildung des Patienten.

Hinweis: Das an der Biographie orientierte Vorgehen kann nicht für alle behandlungsbedürftigen Fälle gelten. Wie weiter oben ausgeführt, ist das Behandlungsspektrum der Psychotherapeuten schon lange umfassender geworden. Wenn erst in späteren Lebensjahren oder vor nicht allzu langer Zeit ein Trauma erfahren und ein PTBS ausgebildet wurde, lohnt es sich eher nicht, nach biographischen Hintergründen zu fragen.

Eine explizit vorgesehene Indikation für eine Psychotherapie ist beispielsweise eine überstandene (Brust-)Krebsoperation. In solchen Fällen ist die biographische Methode von TP und AP nicht angebracht bzw. nicht hilfreich. Aber es gibt Ausnahmen, die von der Schwere der Erkrankung und dem Verarbeitungsmodus der Patientin oder des Patienten abhängen.

In den Fällen fehlender Herleitung der seelischen Störung aus der frühen Biographie kann natürlich auch kein Grundkonflikt gefunden werden (siehe nächstes Kapitel). Ich finde, dass die existierenden Bücher zur Psychodynamik und zum Berichteschreiben darauf zu wenig eingehen. Das sollte im Folgenden beachtet werden.

6.5 Schritt 2: Den Grundkonflikt benennen

Jungclaussen definiert den Grundkonflikt so:

> *Der Grundgedanke des Konflikts meint zunächst ganz allgemein, dass zwei gegensätzliche oder nicht vereinbare Wünsche, Bestrebungen oder Anforderungen im Inneren eines Menschen miteinander im Widerstreit stehen. Bezogen auf den frühen unbewussten inneren Grundkonflikt ... bedeutet dies: Frühe, in der Biografie aufgekommene Bedürfnisse, Wünsche oder Triebe (zum Beispiel orale Versorgungsbedürfnisse oder Autonomiedrang) mussten vom Kleinkind aufgrund früher negativer Erfahrungen und der dazugehörigen, bedrohlichen Affekte (zum Beispiel Angst, Schuld, Scham) ins Unbewusste verdrängt werden. Der klassische psychoanalytische Konflikt besteht also zwischen zwei Bestrebungen (der Wunsch auf der einen und seine Abwehr auf der anderen Seite), die unvereinbar sind und somit eine innere, nicht lösbare Spannung erzeugen.* (Jungclaussen 2013, S. 92, rechte Spalte)

Dieses innere, angeblich unbewusste Spannungsfeld besitzt eine krankheitsauslösende oder -aufrechterhaltende Kraft. Der Konflikt kann nicht durch pure Willensanstrengung überwunden werden. Er verleitet zu dysfunktionalen Lösungen und führt zu verfestigten Charakterstilen bis hin zu -störungen.

Wir werden uns später noch ausführlich mit dem Konfliktmodell auseinandersetzen.

Der Kern ist: Spezifische, phasengerechte Wünsche des Kindes bleiben aufgrund äußerer Umstände oder Unzulänglichkeiten der Eltern unerfüllt. Zusammen mit den damit verbundenen Gefühlen verdichtet sich die Frustration zum Grundkonflikt. Dieser ist der Nährboden für eine spätere Reaktualisierung des Konflikts. Der Grundkonflikt wird als unbewusst angenommen, die Reaktivierung wird meist bewusst wahrgenommen.

Synonyme: Urkonflikt, Urszene, infantiler Konflikt, basaler Konflikt, frühe Störung.

Konflikthafte Interaktionsmuster führen zu innerseelischen Spannungen, die das Kleinkind nicht abführen kann. Eine adäquate (erwachsene) Reaktion ist ihm nicht möglich. Kleinkindhafte Bedürfnisse und Impulse dürfen nicht gelebt und müssen verdrängt werden. Das Kleinkind hält alles, was mit und in ihm geschieht, für selbstverständlich. Diese für es selbstverständlich gewordene Abwehr ist für sein späteres Leben bedeutsam.

Der Grundkonflikt beinhaltet frustrierte Wünsche, damit verbundene Affekte und die Abwehrform. Die Abwehr stellt ein neues Gleichgewicht dar, welches später dysfunktional werden kann.

Es gibt eine nicht überschaubare Zahl von Darstellungen und Beschreibungen des Grundkonflikts. Rudolf z.B. differenziert nach

- Grundkonflikt der Nähe
- Grundkonflikt der Bindung
- Grundkonflikt der Autonomie
- Grundkonflikt des Selbstwertes
- Grundkonflikt der Identität.

Quelle: Rudolf 2006, S. 52/53

Was das im Einzelnen bedeutet, wird weiter unten erörtert.

Hinweis: Die anders aufgebaute OPD-Konflikttabelle findet sich im Kapitel „Das OPD-Konfliktmodell".

6.6 Schritt 3: Die Neurosenstruktur erfassen

Neurosen im klassischen Sinne sind die auf die Persönlichkeit bzw. auf den Charakter abgefärbten Verarbeitungsmuster früherer Konflikte oder allgemeinen Schwierigkeiten der Lebensbewältigung. Die Neurose hat die Funktion, Konflikte und Erlebnisse im Sinne einer innerseelischen Homöostase auszugleichen. Diese muss nur dem Betroffenen einleuchten, nicht der Umgebung. Oftmals zweifelt der Betroffene selbst an seinem Verhalten; es kommt ihm irgendwie komisch und unangemessen vor.

Neurosenstruktur ist der erste, suboptimale Versuch, eine Lösung für den Grundkonflikt zu finden. Ziel ist es, das eigene Gleichgewicht und eine Anpassung nach außen zu finden, eine Art verkrustete Wunde, an der man sich leicht wieder verletzen kann. Erst wenn ein Auslöser auf die Neurosenstruktur trifft, wird diese symptomerzeugend. Auslöser sind meist Versagungen oder Versuchungen oder zusätzliche Belastungen, die zur Überlastung führen. „Neurosenstruktur" kann auch „Persönlichkeitsstruktur" oder „Persönlichkeitsstil" genannt werden. Sie ist noch keine Persönlichkeits*störung*!

Die Methoden, das innere Gleichgewicht zu halten und eine Anpassung nach außen zu gewährleisten, heißen *Abwehrmechanismen*.

Es gibt verschiedene Versuche, Ordnung in die Neurosenstruktur zu bringen.

Tabelle 11: Neurosenstrukturen

Fritz Riemann benannte vier Hauptneurosenstrukturen (*Grundformen der Angst*, 1961)

- depressive
- zwanghafte
- schizoide
- hysterische (histrionische)

Bei Karl König finden wir noch weitere Neurosenstrukturen:

- narzisstische
- phobische

Udo Boessmann ergänzt diese um

- passiv-aggressive
- abhängige
- ängstliche
- paranoide
- emotional-instabile
- pseudo-unabhängige.

Quelle: Jungclaussen 2013, S. 120f.

Tipp: Ausführliche Darstellung der „Neurosendisposition" (bzw. „Neurosenstruktur") bei Boessmann: http://kassenantrag.blogspot.de/2013/08/handout-zum-seminar-bericht-den.html.

Die Neurosenstruktur stelle eine Vulnerabilität dar, ist passiv und unbewusst und bedarf eines Auslösers, um neurotisch wirksam zu werden.

6.6.1 Beziehung von Konflikt und Struktur

Je früher die Störung („frühe Störung"), desto stärker ausgeprägt ist vermutlich die Strukturstörung in Verbindung mit vielen Defiziten der Ich-Struktur. Das findet man beispielsweise bei der Borderline-Störung und anderen Persönlichkeitsstörungen. Der neurotische Konflikt ist psychologisch gesehen weniger gravierend als die Strukturstörung.

Kann Konflikt und Struktur überhaupt voneinander unterschieden werden?

> *In der Tat ist es möglich, bestimmte klinische Phänomene (z. B. eine Affektüberflutung, einen Selbstwerteinbruch, eine kommunikative Entgleisung) sowohl aus der Konflikt- wie auch aus der Strukturperspektive zu betrachten, ohne dass ein Widerspruch entsteht: Strukturelle Fähigkeiten werden besonders dann beansprucht, wenn das Beziehungsgeschehen emotional bedeutsam ist, was im Falle einer Aktualisierung zentraler Konfliktthemen in besonderem Maße zutrifft. In solchen Fällen lässt sich eine Auffälligkeit einmal von der Seite des Konfliktanlasses und der damit verbundenen inneren Bedeutungen analysieren, zum anderen von der Seite der nur eingeschränkt verfügbaren oder vulnerablen strukturellen Funktionen, die unter der Beanspruchung nachgeben.* (Grande 2007, S. 158)

Beide Perspektiven sind grundsätzlich möglich.

In der psychodynamischen Literatur besteht eine Tendenz, die Einschränkung von Ich-Leistungen (wie sie bspw. in der Strukturachse der OPD beschrieben werden) nicht als eine eigenständige Realität zu verstehen, sondern als Ergebnis einer spezifischen Psychodynamik zu interpretieren, die zum Beispiel durch den Einsatz primitiver Formen der Abwehr (z. B. Spaltung, Idealisierung, Entwertung, Verleugnung) gekennzeichnet ist. Es wird angenommen, dass diese ihrerseits durch heftige prägenitale (also frühkindliche) Konflikte in Gang gesetzt werden. Eine Ich-Schwäche des Patienten wird damit nicht als eine *Voraussetzung* von Abwehrmaßnahmen oder Ausbildung von Schemata gesehen (wie in der OPD), sondern als ihr *Resultat*. Zwischen Voraussetzung und Resultat kann oftmals schlicht nicht unterschieden werden.

Zudem ist der Strukturansatz schwierig, weil Abwehr und Störung als etwas betrachtet wird, das der Patient „macht". Diese Haltung läuft Gefahr, den Patienten zu überfordern und misszuverstehen. Mitunter führt sie auch zu einer Art Dämonisierung, wenn in schwierigen therapeutischen Situationen rasch aggressive oder destruktive Motive von Seiten des Patienten unterstellt werden. Der Therapeut ist gut beraten, in diesem Punkt vorsichtig zu sein und in Betracht zu ziehen, dass der Kern der Störung durch ein *Unvermögen* gebildet wird, welches auf einem Strukturdefizit beruht, egal, ob es sich beim Defizit um eine Voraussetzung oder um ein Resultat handelt.

6.7 Schritt 4: Die Kompensation erläutern (Abwehrmechanismen)

Neurosenstruktur (bzw. Neurosendisposition) ist die reaktiv-dynamische Anpassung an den Grundkonflikt. Eine Neurose oder ein Abwehrmechanismus lassen sich nicht voneinander unterscheiden. Möglicherweise sind es zwei Begriffe für ein und dasselbe. Beide sind nicht per se pathologisch. Die Pathologie setzt ein, wenn Neurosen oder Abwehrmechanismen dysfunktional werden und zu bemerkbaren Störungen im Erleben und Denken führen.

Die reaktiv-dynamische Anpassung an den Grundkonflikt kann man auch Kompensation nennen. Kompensation könnte man auch den bis heute andauernden (privaten und beruflichen) Lebensstil nennen. Kompensation ist bei einigen Autoren identisch mit Abwehrmechanismen. Man sieht, die Definitionen und Begriffe gehen wild durcheinander. Auch gut kompensierende Menschen können durch einen Auslöser dekompensieren. Das ist dann meist der Anlass, einen Psychotherapeuten aufzusuchen.

Hinweis: Eine Tabelle der Abwehrmechanismen finden Sie weiter unten im Kapitel „Abwehrmechanismen". Anhand der Tabelle kann herausgesucht werden, was auf den Patienten zutrifft. Im Grunde kann alles zur Abwehr eingesetzt werden, auch Charakterzüge wie Trotz, Altruismus oder Mitleid.

6.8 Schritt 5: Den aktuellen Auslöser identifizieren

Auslöser ist normalerweise eine konflikthafte, überfordernde Lebensveränderung in Partnerschaft, Familie, Beruf etc., z.B. Arbeitslosigkeit, schwere Krankheit, Unfall, Hausbau, Pubertät, Kriminalität von Angehörigen, Verliebtheit, Kritik, Rivalität usw. Eng mit „Auslöser“ sind verbunden „Versuchungs- und Versagungssituationen“ (Schultz-Hencke 1931). „Versuchungen und Versagungen verhalten sich zu den verdrängten Wünschen und Konflikten wie der Schlüssel zum Schloss“ (Jungclaussen 2013, S. 130). Das neurotische Gleichgewicht kippt. D.h. nicht jeder dekompensiert in einer Versuchungs- und Versagungssituation, sondern nur jene mit einer wackeligen Neurosendisposition. Abwehr und Kompensation werden dysfunktional oder brechen zusammen.

Die zu beantwortende Frage im Antrag lautet:

Aus welchen spezifischen Gründen wird der Patient ausgerechnet mit der vorliegenden Lebenssituation nicht fertig?

Zunächst denkt man bei Dekompensation an einen äußeren Auslöser. Das ist richtig, aber es kommt in der Tiefenpsychologie ebenso, wenn nicht sogar zentral auf die innere Verarbeitung dieses äußeren Ereignisses (z.B. eine Kündigung) an. Ferner ist auf die kleineren Schwellensituationen zu achten, wie beispielsweise einem runden Geburtstag (Lebensbilanz) oder die Heirat einer nahestehenden Person (eigene Einsamkeitsgefühle). Manchmal ergeben sich Hinweise auf einen aktuellen Auslöser erst im Laufe der Probatorik oder noch später in der Therapie. Und schließlich ist auch an einen schleichenden, chronischen Verlauf einer Belastung zu denken, die sich über Monate oder Jahre kumuliert, bis dann endlich der Punkt erreicht ist, dass jemand einen Therapeuten aufsucht. Die Suche nach dem Auslöser bedeutet nicht, dass in jedem Fall einer gefunden wird oder gefunden werden muss.

Der innere oder äußere Auslöser kann das bis dahin gut ausbalancierte, neurotische Gefüge ins Wanken bringen. Das kann auf mehreren Wegen geschehen. Entweder weckt der Auslöser einen schlummernden Grundkonflikt aus der Latenz, was sich im „aktuell wirksamen, unbewussten Konflikt“ zeigt (bzw. diesen wachruft). Oder der belastende Auslöser schwächt die Abwehr und Kompensation des Patienten. Die Überforderung führt zum Zusammenbruch.

6.9 Schritt 6: Die Dynamik des aktuell wirksamen unbewussten Konflikts herausarbeiten

Ein auslösendes Ereignis weckt einen schlummernden Grundkonflikt und/oder überfordert das Abwehr- und Kompensationsgefüge. Der Patient kommt aus dem Gleichgewicht. Der „aktuell wirksame, unbewusste Konflikt" ist die Reaktualisierung des Grundkonflikts. Das ist ein Kernbestandteil der Tiefenpsychologie. Andere Begriffe für den aktuellen Konflikt sind „Gegenwartsunbewusstes" (Sandler & Sandler, 1985), Fokalkonflikt, reaktualisierter Entwicklungskonflikt (Jaeggi & Riegels), „aktuell unbewusster innerer Konflikt" (Boessmann und Jungclaussen), „konflikthaftes Spannungsfeld" (Hohage, 2011) und einige mehr.

Jungclaussen (2013, S. 135) benennt die Schwierigkeit mit dem „aktuell wirksamen, unbewussten Konflikt":

> *Auf der einen Seite stellt das Vorliegen einer aktuellen Konfliktdynamik für alle TPler den Dreh- und Angelpunkt ihrer Berichte dar, auf der anderen Seite existiert in der beinahe unüberschaubaren analytischen Literatur m.E. eine zu wenig differenzierte Herleitung, was genau mit einer aktuellen Konfliktdynamik gemeint ist. Es gibt zu wenig Hilfestellung, wie man denn in der Biographie des Patienten einen solchen Konflikt finden kann.*

Es gibt keine einheitliche Definition, keine einheitliche Benennung und keine einheitliche Herleitung. Die Konfliktdynamik kann viele sprachliche Gesichter haben.

Jungclaussen (2013, S. 140f.) bringt Formulierungsbeispiele. Daraus ein Auszug:

> *Unter dem Druck des Streits mit dem Vorgesetzten wird der schlummernde Konflikt mit seinem Vater aus den Tiefen seines Unbewussten wieder hervorgehoben. Er steckt in der aktuellen Zwickmühle, sich selbst behaupten zu wollen, aber der gleichzeitigen unterschwelligen Ahnung, sich hinterher noch kleiner zu fühlen.*

Das heißt, es geht um mehr als nur äußere Realkonflikte. Wenn es um äußere Realkonflikte geht, so ist herzuleiten, warum gerade dieser Patient aufgrund welcher lebensgeschichtlichen Entwicklung nicht in der Lage ist, diese befriedigend zu lösen. Und wenn dem Therapeuten die Herleitung gelungen ist, so heißt das keineswegs, dass der Patient davon profitiert. Oftmals ist die Dynamik wohlbekannt, aber eine Verhaltensänderung erfolgt dennoch nicht. Das Beharrungsvermögen der Psyche ist enorm.

In der tiefenpsychologischen Literatur wird unausgesprochen davon ausgegangenen, dass Konflikte prinzipiell lösbar sind. Die Lebenserfahrung sagt uns, dass es Konfliktlagen gibt, die selbst bei bestem Willen nicht befriedigend aufgelöst werden können.

Es gibt Konflikte mit Partnern oder Vorgesetzten, die nicht lösbar sind, und zwar auch nach erheblichen Anstrengungen nicht. Das mag in Defiziten der Ich-Struktur des Patienten liegen, aber ebenso im fehlenden Mitspiel des Partners oder an Vorgesetzten oder gesellschaftlich-beruflichen Strukturen, die sich als nicht veränderbar erweisen.

Unlösbare Konflikte beruhen beispielsweise auf Aporien, auf unauflösbaren Problemen. Freud benannte die Unmöglichkeit, „in der Kultur", also in westlichen Gesellschaften befriedigend seine Triebe ausleben zu können. Von Philosophen werden der Gegensatz von individuellen Wünschen und gesellschaftlichen Anforderungen als prinzipiell unlösbar angesehen; es werde immer ein Gegensatz bleiben. Wachsender Individualismus und Persönlichkeitskultur auf der einen, Erziehung zum Gemeinschaftsgefühl auf der anderen Seite stellen das Wesen einer letzten Endes unlösbaren Konstellation dar, die sich in jedem Einzelleben so gut wie im Leben der Völker immer wieder tragisch zur Geltung bringt.

Karl Popper urteilte: „Es gibt moralische Probleme, die unlösbar sind, weil moralische Prinzipien miteinander in Konflikt geraten können. Eine menschliche Gesellschaft ohne Konflikte kann es nicht geben: Eine solche Gesellschaft wäre nicht etwa eine Gesellschaft von Freunden, sondern eher von Ameisen. [...] Andererseits sollten wir gewiß versuchen, die Konflikte zu verringern." (Karl Popper: *Ausgangspunkte*, Hamburg 1995, S. 164/165) Genau daran arbeitet eine tiefenpsychologisch fundierte Psychotherapie.

Ausweglose Situationen entstehen, wenn äußere Zwänge in das Leben der Individuen eingreifen, die stärker sind als alle Ressourcen oder der gute Wille, und wenn berechtigte Wünsche unerfüllbar bleiben müssen. Das ist manchmal im Berufsleben der Fall. Der Vorgesetzte oder die Firma sind meist stärker als der kleine Angestellte. Das erzeugt Ohnmachtsgefühle und eventuell neurotische Symptome, die eine Psychotherapie erfordern.

Oftmals werden Konflikte als vermeintlich unlösbar wahrgenommen, doch der Psychotherapeut kann anhand eigener Erfahrung Lösungen vorschlagen, auf die der Patient von alleine nicht kam.

6.10 Schritt 7: Das aktuelle Symptom

Als Antwort auf die innerseelische Konfliktverarbeitung reagiert der psychische Apparat mit der Bildung eines neurotischen Symptoms. Das neurotische Symptom hat eine Geschichte, eine Funktion und eine Bedeutung für das Individuum, aber kaum je einen Sinn „in sich".

Neurotische Symptome sind eine Scheinlösung für aktuell andrängende, unbewusste Konflikte. Man leidet am Symptom, nicht am inneren Konflikt. Im nicht-pathologischen Fall treten keine klinisch relevanten Symptome auf. Der Konflikt wird „gesund" gelöst oder zumindest erfolgreich ruhiggestellt.

Die Symptome sind Kompromissbildungen (die aber kaum je den Konflikt „darstellen" oder „symbolisieren"). Symptome sind Stabilisierungs- und Selbstheilungsversuche. In der Therapie geht es darum, von den Symptomen zurückzufinden zum Grundkonflikt. Das ist nicht einfach.

Eine Depression z.B. kann ein Kompromiss sein zwischen der eigentlichen Enttäuschungswut auf das versagende Objekt und dem Verbot, diese Aggression zu zeigen. Wut wird gezeigt, aber wendet sich kompromisshaft gegen das eigene Selbst oder ungerechterweise gegen andere. Mentzos spricht von der „Funktionalität der Dysfunktionalität psychischer Störungen" (2013). Aber Vorsicht! Oftmals haben die dysfunktionalen Verhaltensweisen und Gefühle keinerlei „Funktion" außer jener, unnötig Leid zu verursachen. Die „Funktionalität" psychischer Störungen oder Signale ist ein älteres psychodynamisches Konzept, welches – wie so vieles auf diesem Gebiet – in Frage gestellt wurde.

Ein anderes Beispiel: Armlähmung kann ein Kompromiss sein zwischen der andrängenden Aggression (der Wunsch zuzuschlagen) und ihrer Abwehr aufgrund einer pazifistischen Grundhaltung. Mit dem Arm kann man jetzt nicht mehr zuschlagen, obwohl man es gerne möchte, aber nicht darf. Das pazifistische Gewissen verbietet das. Das ist der Abwehrmechanismus der „Konversion". Aber wo ist hier der Kompromiss?

Patienten berichten in der Sprechstunde, im Erstgespräch und in der Probatorik von ihrer Symptomatik. Was sie nicht berichten, kann durch genaue Beobachtung erahnt werden. Manchmal werden im Bericht die Symptome einfach aufgezählt. Dabei könnte man mehr draus machen, indem man aufschreibt, warum gerade dieses Symptom „gewählt“ wurde. Aber Vorsicht: es handelt sich nicht um eine Wahl im rational-bewussten Sinne.

6.11 Beispiel für eine neurotische Konfliktdynamik in 7 Schritten

Die Wunde/Krusten-Metapher wurde bereits zu Beginn des Kapitels 6.2 „Aufbau der Psychodynamik“ als Beispiel der 7-schrittigen Psychodynamik nach Jungclaussen zitiert. An dieser Stelle wird das Zitat noch einmal wiederholt, diesmal als Beispiel für eine *neurotische* Konfliktdynamik (in Abgrenzung zu einer Strukturstörung im nächsten Beispiel).

Beispiel 12: Sieben Schritte zum Aufbau einer Psychodynamik für eine neurotische Störung (Jungclaussen)

- Unerfüllte Wünsche aufgrund wiederkehrender, konflikthafter, früher, biografischer Beziehungserfahrungen (Schritt 1)
- hinterlassen im prozedualen Gedächtnis etwas, das wir als emotionale Wunde oder unerfüllte Wunschfantasien, also als den Grundkonflikt (Schritt 2), bezeichnen können.
- Die Kruste, die die Wunde abdeckt und schützt, entspricht der Neurosenstruktur (Schritt 3) mit ihrer Abwehr, welche gleichzeitig Schwachstelle ist, da hier die Wunde empfindlich ist, obgleich sie bereits zugewachsen ist.
- Die Leistungseinbußen der verletzten Stelle können in unterschiedlicher Weise kompensiert werden (Schritt 4),
- während unter der Kruste der ungelöste Grundkonflikt stets weitergärt. Auf die Wunde mit ihrer Kruste stößt dann der Auslöser (Schritt 5), der die Kruste durchbricht, da diese den akuten belastenden Einwirkungen in Form von andrängenden Wunschfantasien nicht mehr Stand hält.

- Die eigenen Verarbeitungsmuster sind den durch den Auslöser herandrängenden Inhalten nicht gewachsen, so dass die mit den verdrängten Bedürfnissen einst verbundene frühe konflikthafte Erlebnisspur wiederbelebt wird. Dieser unbewusste Vorgang entspricht dem aktuell wirksamen unbewussten Konflikt (Schritt 6).
- Die Kruste bricht auf, und es wird bildlich gesprochen eine schmerzhafte, akute Eiterung verursacht, nämlich das Symptom (Schritt 7). Indem der Auslöser in der Struktur des Gewordenen eine alte Wunde neu aufreißt (Grundkonflikt), erhält der Auslöser seinen biografischen Bezug.

Quelle: Jungclaussen 2013, S. 136

6.12 Beispiel für eine Strukturstörung in 7 Schritten

Beispiel 13: Sieben Schritte zum Aufbau einer Psychodynamik für eine Strukturstörung (nach Jungclaussen)

Schritt 1 - frühe Biografie: Die heute 28-jährige Patientin wuchs in geordneten Verhältnissen auf, wobei die emotionale Spiegelung in der Familie defizitär war, zumal Gefühle in Form von Witzen auf Distanz gehalten wurden. Ihr wurde beim Ausdruck von heftigen Gefühlen vorwurfsvoll begegnet, so dass diese früh abgespalten wurden. Die Patientin habe kaum geweint, und auch der Mutter habe sie nach dem Tod des Großvaters kaum etwas angemerkt.

Oder: *Ätiologisch bedeutsam ist die Beziehungsgestaltung einer mit sich selbst beschäftigten, desinteressierten, vermutlich depressiven Mutter, von der sich die Patientin nie wirklich verstanden fühlte, weshalb sie in ihren Symbiosesehnsüchten letztlich unbefriedigt blieb, aber wohl auch in den autonomen Bestrebungen nur wenig Bestätigung erfahren haben wird.*

Oder: *Lebensgeschichtlich prägend waren strenge Eltern, wodurch insbesondere das anal-aggressive Antriebsmoment der Selbstbehauptung bei dem Patienten stark gehemmt ist.* (Jungclaussen 2013, S. 111)

Schritt 2 - damalige Entstehung des heute reaktualisierten strukturellen Defizits kurz umreißen: Hierdurch kam es trotz sonst guter Entwicklungsbedingungen im umgrenzten Bereich der emotionalen Kommunikationsfähigkeit (nach innen wie außen) zu strukturellen Mängeln. Dieser Bereich ist unter dem derzeitigen Druck entscheidend für die aktuelle Dekompensation.

Schritt 3 - Strukturniveau nach OPD und Bewältigungsmuster: Insgesamt ist bei der Patientin von einem mäßig bis in einigen wenigen Bereichen guten Strukturniveau auszugehen, wobei es im Teilbereich der Wahrnehmung eigener Gefühle zu Einschränkungen kommt. Bewältigen konnte sie dieses Defizit über die Lebensspanne durch schizoid-zwanghafte Bewältigungsmuster. Diese zeigten sich u. a. dadurch, dass sie einen eher distanzierten und kontrollierten Beziehungsstil pflegt und sich für einen technischen Beruf interessiert, in dem sie hauptsächlich alleine und selbstbestimmt tätig ist.

Schritt 4 - Schutz, Kompensation und Ressource: Als Erwachsene schützt sie sich vor der Überforderung mit Gefühlen, indem sie eher oberflächliche Beziehungen zu Menschen eingeht, die ebenfalls ein eher ruhiges Leben führen. Die soziale Einbindung erfolgt vor allem über den Beruf und über eine ehrenamtliche Tätigkeit in einem Verein (Kassenwart). Sie gilt als jemand, der auf intimere Situationen mit sarkastischen Sprüchen und Ironie reagiert. Über diese Art von Humor erhielt sie in sozialen Gruppen auch stets Anerkennung. Ebenso kann ihr Interesse für technische Bereiche als Ressource angesehen werden.

Schritt 5 - aktueller Auslöser: Sie kommt zur Therapie, als in ihrer ersten Partnerbeziehung soziale Konflikte auftauchen: Der Partner, welcher sich in einer eigenen mehrjährigen analytischen Psychotherapie persönlich stark weiterentwickelt hat, verlangt von ihr, dass sie sich auch einmal mit ihren Gefühlen zeigt und sagt, was sie stört, und sich nicht immer hinter ironischen Kommentaren versteckt, da er hierdurch zunehmend verunsichert ist.

Schritt 6 - aktualisiertes strukturelles Defizit: Sie merkt erstmals, dass sie nicht über ihre Gefühle sprechen kann und beginnt, darunter zu leiden. Die Unfähigkeit zur emotionalen Kommunikation, die bislang gut umgangen werden konnte, fällt nun auf und macht erstmals ernste Probleme. Im Rahmen der derzeit wirksamen, pathogenen Dynamik zeigt sich das folgende aktualisierte strukturelle Defizit: Durch den Druck eines aktuellen Auslösers in der Paarsituation stehen die bisher stabilen innerseelischen Gleichgewichtsprozesse und strukturellen Fähigkeiten aktuell unter Spannung. Dies ist aber weniger Ausdruck verinnerlichter Konflikte, sondern Ausdruck der aktuell überforderten, strukturellen Fähigkeit, sich emotional nach innen und außen zu öffnen, also Gefühle verstehen und mitteilen zu können.

Schritt 7 - Symptom: Dabei wird die Spannung so groß, dass die bisherigen Bewältigungsmuster (schizoider Rückzug, Ironie) nicht mehr »greifen«. Als Folgen treten emotionale Starre bei Streitigkeiten, Magenschmerzen, Konzentrationsschwierigkeiten und zwanghafte Kontrolltendenzen im Beruf auf. Was nicht mitgeteilt werden kann, wird auf den Körper verschoben und führt zu Hemmungen und vermehrten Kontrollbedürfnissen, um sich zu stabilisieren.

Quelle: Jungclaussen 2013, S. 163

6.13 Beispiel für eine neurotische Psychodynamik in 7 Schritten

Beispiel 14: Anwendung der sieben Schritte für eine neurotische Psychodynamik

Schritt 1 – frühe Biografie: Die Patientin, 32 Jahre alt und langjähriger Single, wuchs mit der jüngeren Schwester bei einer emotional distanzierten und häufig beruflich abwesenden Mutter auf. Sie musste früh erwachsen werden und bereits mit jungen Jahren versorgende Aufgaben gegenüber der kleinen Schwester übernehmen. Hierfür belohnte die Mutter sie mit Aufmerksamkeit und Anerkennung.

Schritt 2 – Grundkonflikt: Dies führte zur Ausbildung eines depressiven Grundkonflikts: Andrängende eigene orale Versorgungswünsche und Neidgefühle mussten aus Angst vor Liebesentzug und Schuldgefühlen verdrängt werden.

Beispielsweise: *Als Erstgeborene musste die Patientin frühe eigene Versorgungsbedürfnisse gegenüber ihrer kleinen Schwester zurückstellen. Sie machte die Erfahrung, dass sie die Mutter am besten zufrieden stellen konnte, wenn sie sich angepasst, genügsam und selbstständig zeigte. So mussten eigene Versor-*

gungsbedürfnisse aufgrund des Schuldgefühls, die Mutter zu sehr zu beanspruchen, verdrängt werden. Die unerfüllte Bedürfnisspannung manifestierte sich in einem unbewussten depressiven Grundkonflikt " (Jungclaussen, 2013, S. 115).

Schritt 3 – Neurosenstruktur: Zur Bewältigung des Grundkonflikts bildete die Patienten eine depressive-altruistische Neurosenstruktur aus. (Die Neurosenstruktur ist Ergebnis einer ersten, suboptimalen Lösung des frühen Grundkonflikts. Dysfunktionale Muster sind sichtbarer Teil der Neurosenstruktur. Mit der Neurosenstruktur verbunden sind spezifische Abwehrmechanismen und neurotisch verzerrte, eingeengte Verhaltens- und Lebensweisen bzw. Charakterzüge, die Teil der Bewältigungsmuster des früheren Grundkonflikts sind.) In diesem Fall bietet es sich an, auf Fachbegriffe zu verzichten und vielmehr in einfachen Worten zu beschreiben, was im Patienten vermutlich passiert ist und welche Muster sich reaktiv herausgebildet haben. Die Neurosenstruktur ist nicht die Störung selbst; sie ist nur der disponierende Hintergrund. Die Neurosenstruktur ist die früh erworbene charakterliche Anpassung an den Grundkonflikt. Die Kompensation führte zu einem (neurotischen) Gleichgewicht. Berufliche Leistung und Tüchtigkeit sind mit die häufigsten Kompensationsarten. So gelingt ein äußerlich recht erfolgreicher Lebensvollzug.

Schritt 4 – Kompensation: In dem sie als Krankenschwester stellvertretend am Patienten eigene Bedürfnisse befriedigte, war ihr eigenes, unbewusstes Versorgungsbedürfnis bislang gut kompensiert.

Schritt 5 – Auslöser: Die Heirat der kleinen Schwester der Patientin, so dass diese nicht mehr zur Bemutterung zur Verfügung steht, kann als neurosenspezifischer Auslöser der aktuellen Dekompensation angesehen werden.

Schritt 6 – aktuell wirksamer, unbewusster Konflikt: Hierdurch geriet bei der Patientin bislang abgewehrte, eigene Bedürfnisse nach Fürsorge und Hingabe in unbewusste Versuchung. Allerdings stand dies mit der eigenen, altruistischen Beziehungsfantasie, autark, versorgend und genügsam sein zu müssen, in einem inneren, aktuell wirksamen, unbewussten Konflikt.

Schritt 7 – Symptomatik: Als Kompromiss für diesen Inneren Konflikt wandte die Patientin ihre aufkommende, unbewusste, innere Enttäuschungswut und Neidgefühle gegen das eigene selbst, um die Objekte zu schonen, und bildete entsprechende, depressive Symptome aus (zum Beispiel Antriebsschwäche, innere Leere).

Quelle: Jungclaussen 2013, S. 151

6.14 Beispiel für eine Strukturstörung in 7 Schritten mit nur einem Behandlungsfokus

Beispiel 15: Beispiel für die Dynamik eine Strukturstörung in 7 Schritten mit nur einem Behandlungsfokus (Jungclaussen)

Schritt 1 - frühe Biografie: Die frühe Biografie der 35-jährigen Patientin fällt durch besonders desolate, chaotische häusliche Verhältnisse auf. Beide Eltern waren als Gaststättenbesitzer häufig abwesend und unzuverlässig. Die Patientin war mit den entwicklungsspezifischen Aufgaben meist sich selbst überlassen. Im häuslichen Umfeld herrschte ein Kommen und Gehen, und feste Bindungen konnten kaum identifiziert werden, so dass eine positive Besetzung einer Person besser gleich vermieden wurde. Unter den Geschwistern war sie die Jüngste und nahm die Rolle des Sündenbocks ein. Ihren Vater habe sie über alles geliebt, obwohl er besonders streng gewesen sei. Die Mutter, die ihr alles habe durchgehen lassen, hasse sie bis heute. Hier fällt eine frühe Spaltung der Objektrepräsentanzen auf.

Schritt 2 - Entstehung eines bestimmten strukturellen Defizits umschreiben: Insbesondere im Bereich der Selbstregulation (Drogen, Alkohol, Impulsdurchbrüche) sind die mangelnden strukturellen Fähigkeiten unter dem Druck der aktuellen Belastung überfordert.

Schritt 3 - Strukturniveau nach OPD und Bewältigungsmuster: Neben der mangelnden Affektregulation liegen weitere strukturelle Defizite in den Bereichen Selbstwertregulierung, Identitätserleben, Bindungsfähigkeit, emotionale Kommunikation und Empathie vor. Somit ist von einem eher gering integrierten Strukturniveau nach der OPD bei der Patientin auszugehen. Durch pseudoautonomes Verhalten und einen eher schizoiden Bewältigungsstil (niemanden benötigen) konnte sie ihre strukturellen Mängel bewältigen, so dass von einer Mischstruktur mit emotional instabilen, schizoiden und histrionischen Anteilen ausgegangen werden kann.

Schritt 4 - Schutz, Kompensation und Ressource: Die Patientin konnte ihre strukturellen Defizite lange durch einen unangepassten Lebensstil und eine forciert pseudoautonome Lebensweise mit vielen Ortswechseln und wechselnden Partnern kompensieren. Bei zwischenmenschlichen Konflikten bricht sie die Beziehung ab, ihr Weltbild ist klar in Gut und Böse eingeteilt. Der aktuelle Partner wird wechselnd idealisiert und verteufelt, um die eigenen Anteile an Konflikten abzuwehren. Ihre Gefühle regulierte sie lange durch Alkohol, Drogen und Nikotin. Im Kontakt gilt sie als gesellig und sie pflegt ein kreatives Hobby (Ressource).

Schritt 5 - aktueller Auslöser: Unter dem Druck des aktuellen Auslösers in Gestalt einer Schwangerschaft ist sie gezwungen, ihren Lebensstil zu ändern. Dem Kind zuliebe will sie nun ein geregeltes Leben ansteuern. Mit den Drogen hat sie von einem Tag auf den anderen aufgehört. Der Kindsvater ist der erste zuverlässige und aufrichtige Mann in ihrem Leben, so dass die lange begrabene Sehnsucht nach Geborgenheit in einer eigenen Familie wächst und auch gewagt werden kann. Durch eine Kurzzeittherapie in der Anfangsphase der neuen Partnerschaft konnte sie lernen, sich auf den neuen »guten« Partner einzulassen.

Schritt 6 - aktualisiertes strukturelles Defizit beschreiben: Unter dem Druck der jetzigen Anforderungen fehlt der Patientin in der aktuellen Situation besonders eine wichtige, umgrenzte strukturelle Fähigkeit, nämlich die bisher fehlende Fähigkeit zur Affektregulation.

Schritt 7 - Symptom: Die alten, dysfunktionalen Bewältigungsstile (Gefühlsregulation über Süchte) müssen aufgrund der Schwangerschaft eingeschränkt werden, so dass das fragile, innere Gleichgewicht dadurch nicht mehr gestützt werden kann. Durch das Fehlen der bisherigen Regulationsmöglichkeiten wird der innerseelische Druck immer stärker. Die Patientin gerät hin und wieder in Zustände großer Erregung und Wut, in denen sie den Partner beschimpft. Anschließend fühlt sie sich schuldig und hat übergroße Angst vor dem Verlassen-

Werden. Die massive Angst, mit dem Kind überfordert zu sein, führt zu Suizidgedanken, wegen denen sie nun therapeutische Hilfe sucht.

Quelle: Jungclaussen 2013, S. 164

Beispielformulierungen für den Berichtspunkt „Psychodynamik", die ich für gelungen halte:

Beispiel 16: Beispielformulierungen für Psychodynamik (aus Berichten)

Die Pat. kommt aus einer intakten Familie, in der offenbar ein großer Ehrgeiz herrschte, beruflich und gesellschaftlich gut dazustehen. Beide Eltern waren in angesehenen Positionen tätig und gehörten zur geistig und kulturell gehobenen Bevölkerungsschicht. Erziehung galt ganz diesem Ideal, so daß die Pat. von früh an von dem Ehrgeiz durchdrungen war, alles sehr gut zu machen. Gute Noten allein waren unzureichend. Ihr früher Berufswunsch, Tänzerin zu werden, zeigt deutlich diese Tendenz. Durch die Geburt ihrer Schwester kam sie mit dieser in ein Rivalitätsverhältnis, das durch unterschiedliche Bevorzugung der Kinder durch ihre Eltern noch verschärft wurde. Unter dem Eindruck häufiger Erkrankungen (und der daraus resultierenden Schonung und Verwöhnung) gab sich die Pat. ganz dem Traum einer großen Karriere hin. Unter diesem Erfolgsdruck wehrte sie früh alle negativen Erscheinungen (ihr dünner Körperwuchs, ihre Unbeholfenheit in praktischen Dingen, ihr distanzierter Vater usw.) durch Idealisierung bzw. Abspaltung ab. Sich einstellende Erfolge in der Schule und in der Ballettausbildung gaben zunächst wenig Anlass zu Selbstzweifeln. Mit der Übersiedelung nach Deutschland (damals war sie 13) und dem Untauglichkeitsbescheid zur Tänzerinnenausbildung erlebte sie ihre erste große Niederlage, an der sie lange zu beißen hatte. Ihre Eltern, seit der Übersiedelung zu einem materiellen und beruflichen Abstieg genötigt, steckten dennoch alle Kraft in die Ausbildung der Töchter und setzten die Pat. unter hohen Erfolgsdruck. Untergründige Selbstzweifel wurden aufgrund ihrer großen Idealisierung abgespalten und unterdrückt, die in ihrem Studium (BWL) erfolgreichere Schwester schließlich auch bewundert, um sich selbstanschuldigend anklagen zu können. Mit dieser untauglichen Haltung zur Konfliktbewältigung durch Idealisierung bei gleichzeitiger Schuldzuweisung an sich selbst (und mit Zwei-

feln an ihrer geistigen und ethischen Haltung) brach ihre psychische Abwehr zusammen, so dass sie sich verstimmt und grollend in der Rolle einer von sich selbst enttäuschten Verliererin wiederfand.

Oder:

Der Patient war als Kind schmächtig und kränklich, was seine überfürsorgliche Mutter, die selbst noch unter dem Tod ihrer eigenen Mutter litt, veranlasste, ihn mit besonderer Schonung und Zuwendung zu behandeln. Wiederholtes häufiges Kranksein wird in dem Kind die Meinung einer zu harten und rauen Welt bestätigt haben. Der Vater, der hier korrigierend hätte eingreifen können, war eher distanziert und beurteilte alles nur von der rationalen Seite her, so dass der Pat. in ihm kein Vorbild für eine mutige und expansive Lebensgestaltung sehen konnte. Gleichwohl wurde der Vater zu einem idealisierten Vorbild an Bildung und Wissen, welches der Pat. sich selbst absprach. Ein möglicher Konflikt zwischen expansiven Strebungen und ängstlichem Verbleiben bei der Mutter wurde dadurch bereits zugunsten eines entmutigten Rückzugs entschieden. Eine jüngere Schwester wurde zu einem munteren Kind, das den Bruder noch mehr in die ruhige Schattenseite drängte. Eine Kontaktaufnahme zu anderen Kindern scheiterte nicht nur durch häufiges Kranksein, sondern auch durch sein scheues Wesen. Das setzte sich bei seinen Schulkameraden fort, zu denen er obendrein durch die abseitige Lage seines heimatlichen Dorfes nur wenige Beziehungen aufbauen konnte. Die Symptome der sozialen Gehemmtheit traten schon früh auf, wurden aber lange nicht beachtet, da der Pat. gute Schulleistungen zeigte und niemals unangenehm auffiel. Er entwickelte jedoch einen heimlichen Ehrgeiz, der ihn zum steten Vergleich mit anderen verlockte, wobei er durch eine außerordentlich starke selbstkritische Haltung stets den Kürzeren zog, was ihn zu der Meinung veranlasste, weniger intelligent als die anderen zu sein. Mit diesem unzureichenden Rüstzeug trat er nun seine jetzige Berufsausbildung an und verspürte allzu deutlich seine Defizite und Unfähigkeit im sozialen Umgang mit seinen Kommilitonen. Das alte Muster des stillen Rückzugs bei gleichzeitiger kritischer Selbstabwertung setzt sich auch heute noch voll durch und führt zu den eingangs genannten Symptomen der ängstlichen Verstimmung und Verspannung.

Hier fehlt allerdings der aktuelle Auslöser, d.h. der Grund, warum er gerade jetzt eine Therapie aufsucht. – Weiteres Beispiel:

> *Der Pat. kommt aus einer zwar materiell gesicherten Familie, hat aber von früh auf mit seiner Mutter keine warme emotionale Beziehung herstellen können. Auch zum Vater gab es kaum eine emotionale Beziehung, doch imponierten dessen handwerkliche Tüchtigkeit und aggressive Durchsetzungsfähigkeit. In der zerstrittenen Ehe der Eltern fand der Pat. kein Vorbild für eine wertschätzende Auseinandersetzung, so dass ihm lautes Auftreten und der Einsatz körperlicher Gewalt als Wege zur Durchsetzung eigener Belange als normal erschienen. Daraus entwickelte sich eine geringe Frustrationstoleranz, die nur an der väterlichen Autorität ihre Grenzen fand. Der Pat blieb sich viel selbst überlassen und entwickelte ein lebhaftes Phantasieleben, wie er überhaupt seine familiäre soziale Isolierung durch ein starkes Autarkiestreben kompensierte. Bedürfnisse nach Zärtlichkeit und emotionaler Geborgenheit wurden nicht geweckt oder fanden kein Ziel, so dass der Pat. alle diesbezüglichen Regungen in sich verschloss. Anerkennung fand er nur durch körperliches Zupacken. Mit diesem psychodynamischen Muster gelang es dem Pat. unter Abspaltung eigener gefühlsmäßiger Wünsche und Bedürfnisse Kindergarten, Schule und Lehre in Eigenregie zu bestehen, doch kamen in der Pubertät Zukunfts- und Lebensängste auf, da er sich den sozialen Aufgaben nicht gewachsen fühlte. Sein Liebesleben reduzierte er auf ein rein körperliches Abreagieren, ohne sich eine nähere Bindung zu einer Partnerin zuzutrauen. Mit der Scheidung der Eltern übernahm der Pat. die aggressiven Schuldzuweisung des Vaters an die Mutter, die durch ihre Untreue die alleinige Schuld trage, und geriet in inneren Konflikt zu ihr, da er sich auf die Seite des Vaters stellte, zugleich aber wirtschaftlich mit ihr zusammenhängt. Die Konfliktspannung vermochte er nur durch exzessiven Alkoholkonsum, verbunden mit heftigen aggressiven Attacken zu lösen. Mit der am Arbeitsplatz erlittenen Kränkung durch eine Zurückstufung auf eine seinen Fähigkeiten und seiner Ausbildung nicht angemessenen Arbeit geriet der Pat. vollends an die Grenze seines Spannungsbogens und befürchtet, mit seiner unzulänglichen, auf Gewalt und Aggressivität basierenden Auseinandersetzungsart sich selbst und anderen großen Schaden zuzufügen und sich seine Zukunft zu vermasseln.*

7 Konflikttheorie und Konfliktdynamik

Ein guter theoretischer Unterbau ist vielleicht doch die Grundlage für einen guten Bericht und für die Freude daran, die Psychodynamik einer Biografie zu verstehen. Der Leitfaden geht ganz selbstverständlich von der Konflikttheorie der psychodynamischen (tiefenpsychologischen und analytischen) Theorie aus. Urheber der Konflikttheorie ist Sigmund Freud.

7.1 Der Ursprung: Konflikttheorie bei Freud

Freud hatte eine ganz spezielle Vorstellung von der Ätiologie psychischen Leidens. Ich will versuchen, Freuds Modell vom innerpsychischen unbewussten Konflikt anhand von Hans Martin Lohmanns und Joachim Pfeiffers *Freud-Handbuch* (Stuttgart 2006) nachzuvollziehen. Die beiden Autoren sind strikte Freudianer, die von der anhaltenden Gültigkeit seiner Theorien überzeugt sind und Kritik an Freud kaum gelten lassen können. Ich gehe also davon aus, dass Lohmann und Pfeiffer eine authentische Freud-Interpretation liefern.

Neurosen und überhaupt Psychopathologien einschließlich Psychosen und Perversionen entstehen Freud zufolge (in der Darstellung von Lohmann und Pfeiffer) aufgrund von Verdrängungen seelischer Inhalte.

Was heißt Verdrängung? Was heißt seelischer Inhalt? Um das zu verstehen, ist es notwendig, vom so genannten *Primärvorgang* auszugehen. Dieser ist laut Freud gekennzeichnet durch die kleinkindliche Tendenz zur unmittelbaren Wunscherfüllung, durch fehlende Logik und Zeitlosigkeit, durch die Dominanz des Lustprinzips gegenüber dem Realitätsprinzip und durch einige Mechanismen, die Verdichtung, Verschiebung und Symbolisierung genannt werden. Es ist die frühe Kindheit, die angeblich ganz von Primärprozessen erfüllt wird. Was im Erwachsenenalter passiert, nannte Freud *Sekundärprozesse*.

Die Arbeitsweise des Primärprozesses erklärt die allgemeine und normale Irrationalität seelischer Operationen insgesamt, nicht nur neurotische Leidenszustände. Zentral ist die Annahme der Unbewusstheit all dieser Vorgänge im Gegensatz zu späteren bewussten, rationalen Verarbeitungsprozessen. Die Irrationalität unbewusster Inhalte und Verarbeitungsprozesse wirkt sich auf Denkweise und Verhalten aus, eben in Form irrationalen Denkens und Verhaltens. Im alltäglichen Leben zeigt sich diese Irrationalität in Dysfunktionalität (Zwänge, Phobien, Verschwörungsphantasien etc.).

Ist Freuds Theorie der Entstehung neurotischer Erkrankungen psychogenetisch angelegt? Nein, er geht von primär somatischen Faktoren aus, von ihm „Konstitution" genannt. Das wird von den Freud-Epigonen oft vergessen. Aber alles, was danach passiert, die Sekundärprozesse, wird von ihm ausschließlich in psychischen Kategorien beschrieben. Es sollte nicht vergessen werden (was die meisten Psychoanalytiker tun), dass der Ablauf der psychosexuellen Phasen von Freud als praktisch naturgegeben angesehen wurde (z.B. schwache oder starke Sexualität; frühreife oder späte Sexualität). Eine aus der Konstitution sich ableitende Disposition bestimmt das Schicksal des Individuums, was bedeutet, dass sie kaum veränderbar und generell determinierend ist. Das Dispositionsverständnis auf der Grundlage einer hereditären, passiven Erkrankungsbereitschaft und einer lebensgeschichtlich erworbenen Struktur fließt bis heute in die Tiefenpsychologie ein.

Freud hat seine Vorstellungen zur Ätiologie von Neurosen mehrfach verändert. Das macht es so schwierig zu erkennen, was er wirklich meinte.

Betrachten wir hier nur sein intrapsychisches *Konfliktmodell* aus seinen späteren Jahren. In diesem Modell bilden konflikthafte zwischenmenschliche Beziehungen in der frühen Kindheit den Ausgangspunkt, aber im weiteren Verlauf gewinnt eine *intrapsychische* Eigendynamik der Verarbeitung des einst äußeren Konflikts die Oberhand. Während die zeitgenössische Psychiatrie und Neurologie in den „Nerven" (Neurasthenie), im Gehirn, in der Vererbung (Konstitution) oder in einer bakteriellen Infektionen nach den schädlichen Noxen suchte, postulierte Freud im wesentlichen einen psychischen Mechanismus der Entstehung von Neurosen auf der Grundlage einer Konstitution oder Heredität. Diesen fand er im konflikthaften Triebschicksal, wobei er den Begriff des Triebes der Biologie entlehnte. Tatsächlich ist der Trieb irgendwo zwischen Soma und Psyche verortet. Die Neurose ist somit das Resultat einer biologischen Konstitution und einer Sozialisationsgeschichte.

In einer frühen Phase seiner Theoriebildung waren es „unerträgliche Vorstellungen", die aus dem Bewusstsein verdrängt werden müssen und im Unbewussten eine krankmachende Wirkung entfalten. Was sind das für „unerträgliche Vorstellungen"? Im Grunde genommen – so Freuds erste Annahme – sind das immer sexuelle Übergriffe männlicher Personen auf kleine Mädchen. Derartige Erlebnisse sind stark schambesetzt und unvereinbar mit Selbstachtung und Selbstbild einer Person. Was heißt Verdrängung? Es ist die Scham, die dem Opfer (und oftmals auch dem Täter) den Mund verschließt. Verdrängt wird, was nicht annehmbar ist oder nicht annehmbar erscheint. Und was war mit den Jungens?

Zu einem späteren Zeitpunkt machte Freud dann überwiegend die ödipal determinierte Schuld für krankmachende Verdrängungsprozesse verantwortlich und blendete fortan das Schamerleben und Themen der Selbstachtung bei der Betrachtung von psychischer Gesundheit und Krankheit nahezu aus. Das war ein Fehler, denn diese Themen spielen bei nicht wenigen Patienten unbewusst eine zentrale Rolle. Aber zunächst stellt sich eine weitere Frage: Was ist die „ödipal determinierte Schuld"?

In Freuds brachialem Sexualjargon ist es der Wunsch des Kindes, den gegengeschlechtlichen Elternteil sexuell zu besitzen und den gleichgeschlechtlichen zu eliminieren. Die normale und gesunde Entwicklung erfordere es aber, auf diesen Besitz und diese Mordlust zu verzichten und sich in der Pubertät dem anderen Geschlecht zuzuwenden.

Sollte das – aus welchen Gründen auch immer – misslingen, bleibt ein ungelöster ödipaler Konflikt im Unbewussten als Disposition bestehen und bildet die notwendige Bedingung für das Auftreten einer neurotischen Erkrankung. Soweit die Theorie.

Das Wunder der Psychoanalyse besteht darin, bei *jedem* ihrer Patienten genau diesen ödipalen Konflikt zu entdecken. Erfahrene Therapeuten wissen aber, dass viele Patienten nichts dergleichen erlebt haben und dass die ödipale Konstellation in vielen anderen Kulturen unbekannt ist. Es hat Jahrzehnte gedauert, bis die klassische Psychoanalyse diese Erkenntnisse widerwillig zur Kenntnis nahm. Die Konsequenzen hat sie bis heute nicht wirklich gezogen.

Jedenfalls besteht ein weiterer Theoriebaustein darin, dass ein inhaltlich naheliegender Auslösereiz auftreten muss, um im Erwachsenenalter diesen angeblich ubiquitären unbewussten ödipalen Konflikt zu reaktivieren. Ein zufälliges Ereignis oder Erleben in Form einer Versagungs- oder Verführungssituation ist ausreichend.

Die ödipale Phase wird positiv durchlaufen, wenn das Kind auf die Durchsetzung seiner Triebwünsche verzichten kann, also Triebverzicht gelernt hat. In einer neuerlichen Verführung oder Versagung, die nicht durch einen (bewussten?) Triebverzicht gemildert werden kann, entsteht ein innerer Konflikt. Worin diese Konflikt besteht, wird noch zu erörtern sein. Jedenfalls, so die Theorie, verfällt der Erwachsene, der keinen Triebverzicht erlernen konnte, via Regression in sein früheres infantiles Triebleben zurück, beispielsweise in infantil-aggressive Fantasien von Mord und Besitz.

Und jetzt der Konflikt: Diese Triebwünsche werden vom Über-Ich missbilligt! Im Grunde genommen fehlt die innere psychische Struktur, um souverän mit Versagungen und Verführungen umzugehen, aber zum damaligen Zeitpunkt war von Struktur noch nicht die Rede. Das geschah erst später.

Wir haben also den Ur-Konflikt zwischen unbewältigten, virulenten infantilen Triebregungen und einem missbilligenden Gewissen. Die Folge, so die Theorie, ist eine neurotische Symptombildung. Diese ist ein Ausweg aus dem Dilemma. Das Symptom, so die Theorie, stellt einen schiefen Kompromiss aus einem Rest von Triebwünschen und der Bestrafung oder Hemmung durch das Über-Ich dar. Die Theorie des unbewussten inneren Konflikts kommt so ohne äußeren Konflikt aus. Oder etwa doch nicht? Die Verführungs- oder Versagungssituation ist eine äußere, zwischenmenschliche, die im Erwachsenenalter den unbewussten inneren Konflikt reaktiviert.

7.2 Neuere Entwicklungen des Konflikt-Modells

Die psychodynamische Sichtweise hat sich von diesem Konzept bereits vor längerem gelöst (z.B. Dührssen 1995, *Dynamische Psychotherapie*) und berücksichtigt neben den unbewussten neurotischen Konflikten auch

- normale Konflikte, denen jeder Mensch in vielfältigen alltäglichen Auseinandersetzungen unterworfen ist
- antinomische Konflikte, die nur durch Verzicht einer Lösungsmöglichkeit einen glücklichen Ausgang finden können (Antinomie von griechisch: Unvereinbarkeit)

- tragische Konflikte, die gleichgültig, für welche Lösung sich der Einzelne entscheidet, nie einen glücklichen Ausgang haben können. Damit werden insbesondere auch tragisch-schicksalhafte Seiten menschlicher Existenz berücksichtigt (Dührssen, zit. nach Reimer/Rüger 2006, S. 89, linke Spalte)
- ungelöste Ambivalenzkonflikte, wo mehrere Wünsche und Impulse miteinander ringen. Diese sind für kluge Menschen oftmals bewusst.

Überhaupt hat sich die Konflikttheorie in verschiedenen Schulen stark ausdifferenziert, wie die folgende Übersicht zeigt.

7.2.1 Selbstpsychologie

Stavros Mentzos definiert fünf phasentypische Konflikte der psychischen Entwicklung des Kindes und des Adoleszenten, wobei er die Objekt-Beziehungs-Psychologie (Selbstpsychologie) von Heinz Kohut zugrunde legt:

- Symbiotische Verschmelzung gegen Subjekt-Objekt-Differenzierung (1. Lebensjahr)
- Abhängigkeit gegen Autonomie (2.-3. Lebensjahr)
- Dyadische gegen triadische Beziehung (ödipaler Konflikt) (4.-6. Lebensjahr)
- Sicherheit in der Familie gegen Chancen und Risiken der Peergroup (Pubertät, Latenz, Adoleszenz)
- Infantile Bindungen gegen Genitalität und Identität (in der Ablösung von den Eltern).

Mentzos hat daneben sieben Grundkonflikte identifiziert, die er jedoch nicht mit Lebensaltern in Beziehung setzt:

Tabelle 12: Konflikte und korrespondierende Ängste (nach Mentzos)

	Konflikt	Angst vor
I	autistischer Rückzug versus Fusion mit dem Objekt	Selbstverlust durch Objektlosigkeit oder durch Fusion mit dem Objekt
II	absolut autonome Selbstwertigkeit versus vom Objekt absolut abhängige	Selbstwertverlust durch Selbstentwertung oder durch Entwertung des idealisierten

	Selbstwertigkeit	Objekts
III	Separation-Individuation versus Bindung-Abhängigkeit	Selbstgefährdung durch Objektverlust oder durch Umklammerung seitens des Objekts
IV	Autarkie versus Unterwerfung und Unselbstständigkeit	abgelehnt, nicht geliebt werden, Trennung oder demütigender Abhängigkeit
V	Identifikation mit dem Männlichen versus Identifikation mit dem Weiblichen	totalem Aufgeben des Weiblichen versus endgültigem Aufgeben des Männlichen (bzw. Geschlechtsdiffusion)
VI	Loyalitätskonflikte	Aufgeben oder Verratenmüssen des einen oder des anderen Objekts
VII	triadische „ödipale" Konflikte	Ausschluss durch das Elternpaar; Bedrohung der eigenen Integrität und Sicherheit; „Kastrationsangst"

Quelle: Mentzos 2013, S. 31

7.2.2 Objektbeziehungstheorie

Die Objektbeziehungstheorie ist innerhalb der Psychoanalyse die erste Ausformulierung der Rolle des Individuums in der Gemeinschaft. In diese Theorie fließen das Erziehungsverhalten der Eltern, Identifikationsvorgänge und generationsübergreifende Über-Ich-Tradierungen ein. Natürlich spielen auch in dieser Sichtweise (insbesondere in den Arbeiten von Melanie Klein, Ronald Fairbairn und Donald Winnicott) Konflikte eine vielfältige Rolle. In einem erweiterten Sinn werden auch die Arbeiten der ich-psychologischen Psychoanalytiker wie Erik Erikson, Edith Jacobson, Margaret Mahler, Otto Kernberg und Joseph Sandler als objektbeziehungstheoretisch bezeichnet, insoweit diese Forscher die Internalisierung, Strukturierung und klinische Reaktivierung der kindlichen dyadischen und triadischen Beziehungserfahrungen in den Mittelpunkt ihrer entwicklungs-, persönlichkeitspsychologischen sowie klinischen Betrachtung stellen. Spätestens seit Kernberg ist es üblich geworden, als Inhalt der verinnerlichten Objektbeziehung nicht das Bild vom anderen oder die Objektrepräsentanz zu betrachten, sondern die Beziehung zwischen dem Selbst und dem anderen, wobei die dabei erlebten Gefühle eine wichtige Rolle spielen.

Ein Streitpunkt zwischen den Vertretern der Objektbeziehungstheorien ist die Frage, inwieweit die frühkindlichen Objektbeziehungen eine Widerspiegelung der tatsächlich erlebten Erfahrungen verkörpern oder ob von der Eigendynamik unbewusster Phantasien auszugehen ist. In diesem Rahmen werden die bewussten und unbewussten Konflikte mit den Bezugspersonen entweder als eher phantasiert oder als eher real eingestuft. Jedenfalls wird die Existenz einer inneren Welt von Objektbeziehungen als wesentlich für den Aufbau des Selbst angesehen. Das führt zu einer besonders intensiven Beschäftigung mit der Qualität der frühen Beziehungen, die sich später eventuell pathologisch wiederholen. Die Objektbeziehungstheoretiker verbleiben damit in der sehr frühen Kindheit, aber im Mittelpunkt steht die konkrete Lebenswelt des Kleinkindes, nicht dessen Phantasie. Das Hauptkonfliktfeld für die Objektbeziehungstheoretiker ist der Konflikt zwischen Symbiose versus Autonomie.

7.2.3 Das OPD-Konfliktmodell

Die im deutschen Sprachraum maßgebliche aktuelle Konzeptualisierung relevanter Konfliktbereiche wurde vom „Arbeitskreis Operationalisierte Psychodynamische Diagnostik" (Arbeitskreis OPD, 2001) vorgelegt. Dort werden sieben Konfliktbereiche sowie als achter Bereich die „eingeschränkte Konflikt- und Gefühlswahrnehmung" definiert.

Die OPD arbeitet mit fünf sogenannten Achsen. Die 3. Achse behandelt das Konfliktthema.

Der Grundkonflikt des (westlichen, modernen) Menschen ist der zwischen Bindung, Anerkennung, Gesehenwerden, Kooperation, Gemeinschaft und Vereinigung (mit dem „Objekt“) einerseits und Selbständigkeit, Identität, Entfaltung, Vervollkommnung und Autarkie andererseits („Subjekt“). In der Sprache der OPD ist es der Autonomie-Abhängigkeits-Konflikt. Alle Institutionen, angefangen bei der Familie bis hin zu Nation und Staat, können in der einen oder anderen Richtung hemmen oder fördern. Akzeptiert man die grundsätzliche Bipolarität des Konfliktschemas, so ist der Hintergrund des neurotischen Symptoms der nicht gelöste Grundkonflikt, d.h. eine unzulängliche Lösung eines Dilemmas.

Wichtig: Es kommt nicht darauf an, dass jemand in einem Konflikt oder einem Dilemma steckt, sondern dass er diese nicht lösen kann, vielmehr seelisch-symptomatisch erkrankt.

Diese Bipolarität zwischen Selbst und Objekt lässt sich nicht durchgängig durchhalten. Innerhalb des Selbstpols kann ich an einer Rollendiffusion zwischen Mann und Frau leiden, innerhalb des Objekt-Pols kann ich mich zwischen verschiedenen Loyalitäten aufgerieben fühlen. Liebe ich mehr meine Familie oder meine Nation? Diese Konflikte müssen weder unbewusst noch mit einem frühkindlichen Konflikt verbunden sein.

In der folgenden Tabelle werden die OPD-Konflikte und zusätzlich in ihrem aktiven und passiven Modus vorgestellt und mit entsprechenden Formulierungen aus Wikipedia und von Leichsenring und Wöller ergänzt (Quellen am Schluss der Tabelle).

Hinweis: Der „aktive" und „passive" Modus ist eigentlich kein Grundkonflikt, sondern bereits die Verarbeitung / die Kompensation / der äußere Ausdruck eines Grundkonflikts.

Tabelle 13: Konflikttypen nach OPD

1.1 Abhängigkeit versus Autonomie (Individuations-Abhängigkeits-Konflikt)	OPD-2: Existenzielle Bedeutung von Selbstständigkeit / Zugewandtheit in Beziehungen. Bipolare Spannung zwischen der Suche nach enger Beziehung und intensiver Nähe (Abhängigkeit) und dem Streben nach betonter Selbstständigkeit und ausgeprägter Distanz (Individuation). Ausprägung des Konflikts bei akzentuierter Polarisierung mit existenzieller Bedeutung im lebensgeschichtlichen Verlauf im Sinne des Allein-Sein-*Müssens* bzw. des Zusammen-Sein-*Müssens*. Passiver Modus: Enge und dauerhafte Beziehungen (fast) um jeden Preis, Vermeiden von Verantwortung und Eigenständigkeit, Unterordnung unter die Wünsche und Interessen der Beziehungspersonen, Verleugnung, Bagatellisierung oder Rationalisierung von Konflikten in Beziehungen, Selbstwahrnehmung von Hilflosigkeit, Schwäche und Angewiesensein auf Andere. Leitaffekt: Existenzielle Angst bei Verlust, Trennung und Einsamkeit.

	Gegenübertragung: Sorge und Verantwortung, Befürchtung vor überstarken Nähewünschen und Vereinnahmung. Aktiver Modus: Übersteigerte emotionale und existenzielle Unabhängigkeit, Kampf in allen Lebensbereichen um Eigenständigkeit und Unabhängigkeit, Unterdrückung eigener Bedürfnisse nach Anlehnung und Nähe, Selbstwahrnehmung von großer Stärke und Nicht-Angewiesensein auf Andere. Leitaffekt: Existenzielle Angst vor Nähe, Vereinnahmung und Verschmelzung. Gegenübertragung: Kaum Verantwortungsgefühl, wenig Bedürfnis von Fürsorge und Schutz, Besorgnis vor abgewehrten Abhängigkeitswünschen. <u>Wikipedia</u>: In einem Extrem würde ein Mensch mit diesem Grundkonflikt eine Abhängigkeit erzeugende Beziehung suchen als „willkommene Abhängigkeit“. Im anderen Extrem eine emotionale Unabhängigkeit aufbauen und die Bindungswünsche unterdrücken. <u>Leichsenring</u>: Suche nach Beziehung (jedoch nicht Versorgung) mit ausgeprägter Abhängigkeit (passiver Modus) oder Aufbau einer emotionalen Unabhängigkeit (aktiver Modus) mit Unterdrückung von Bindungswünschen (Familie/Partnerschaft/Beruf). Erkrankungen schaffen „willkommene" Abhängigkeit oder sind existenzielle Bedrohung. <u>Wöller</u>: Die Balance von Nähe (Abhängigkeit) und Distanz (Individuation, Autonomie) gegenüber einer Bezugsperson ist konflikthaft gestört. Nähe ist unvereinbar mit Individuation und Autonomie. Passiver Modus: Neigung zu hilflos-abhängigem Anklammern in Beziehungen. Aktiver Modus: Neigung zu übermäßiger Unabhängigkeit (Pseudounabhängigkeit).
1.2 Unterwerfung versus Kontrolle	<u>OPD-2</u>: zentrales Motiv ist, den anderen zu dominieren oder sich dem anderen unterzuordnen. Passiver Modus: Passiv-aggressive Unterwerfung mit den Affekten ohnmächtige Wut, untergründig spürbare Verärgerung

	bei gefügigem Verhalten. Aktiver Modus: aggressives Dominanzstreben, trotzige Aggressivität, Machtlust, Wut, Ärger. Angst, bestimmt zu werden. Wikipedia: In einem Extrem nimmt der Mensch die Gegebenheiten hin als Schicksal, dem er sich fügt, dabei sind Erleben und Verhalten geprägt von Gehorsam und Unterwerfung. Im anderen Extrem bestimmen Kontrolle und Auflehnung („Bekämpfen“) das Erleben und Verhalten. Leichsenring: Gehorsam/Unterwerfung (passiver Modus) versus Kontrolle/Sich auflehnen (aktiver Modus) bestimmen die interpersonellen Beziehungen und das innere Erleben. Erkrankungen werden „bekämpft" oder sind ein zu erleidendes Schicksal, dem man sich (wie auch dem Arzt) „fügen" muss. Wöller: Die Balance von aggressiv-machtvoller Durchsetzung (Kontrolle) und funktionaler Anpassung (Unterwerfung) ist konflikthaft gestört. Passiver Modus: Übermäßige Tendenz zur Unterwerfung. Aktiver Modus: Übermäßige Tendenz zur Dominanz und Machtausübung.
1.3 Versorgung versus Autarkie	OPD-2: Beziehungen sind von Wünschen nach Versorgung und Geborgenheit bzw. deren Abwehr geprägt. Passiver Modus: anklammerndes Verhalten, Ausbeutung anderer, „etwas bekommen“. Angst, den anderen zu verlieren, oft depressiv. Aktiver Modus: selbstversorgende, anspruchslose Grundhaltung mit erheblichem altruistischem Einsatz für andere. Anspruchsloser Verzicht, um es dem anderen recht zu machen. Nicht zur Last fallen bei untergründiger Sehnsucht nach Angenommenwerden. Wikipedia: In einem Extrem führen Versorgungs- und Geborgenheitswünsche zu starker Abhängigkeit und der Mensch wirkt passiv und anklammernd. Im anderen Extrem nimmt der Mensch keine Hilfe an und wehrt die Wünsche nach Hilfe ab, indem er sich als anspruchslos darstellt. In einer altruistischen

	Konfliktverarbeitung bekommen Andere die Versorgung, nach der er sich selbst unbewusst sehnt. Leichsenring: Die Wünsche nach Versorgung und Geborgenheit führen zu starker Abhängigkeit („dependent and demanding", passiver Modus) oder werden als Selbstgenügsamkeit und Anspruchslosigkeit abgewehrt (altruistische Grundhaltung, aktiver Modus). Bei Krankheit erscheinen diese Menschen passiv-anklammernd oder wehren Hilfe ab. Abhängigkeit und Unabhängigkeit stehen jedoch nicht als primäre Bedürfnisse im Vordergrund. Wöller: Die Balance zwischen dem Bedürfnis nach Versorgung und Liebe durch ein Objekt und dem Bedürfnis, ohne eine solche äußere Versorgung auszukommen, ist konflikthaft gestört. Passiver Modus: Passive Neigung, sich versorgen zu lassen. Aktiver Modus: Selbstgenügsamkeit, Anspruchslosigkeit, altruistische Grundhaltung.
1.4 Selbstwertkonflikte (Selbst- versus Objektwert)	OPD-2: Natürliche Bedürfnisse nach Anerkennung des Selbstwerts werden übermäßig stark, weil erfolglos oder unzureichend oder gescheitert. Passiver Modus: geringwertiges Selbstbild, wahrnehmbare Scham, idealisierende Bewunderung anderer; Gefühle des Bestätigt-werden-Müssens. Aktiver Modus: Forcierte Selbstsicherheit, narzisstische Wut, abwertende Kränkung anderer. Entwertungstendenz. Wikipedia: Es bestehen Selbstwertkonflikte, die im einen Extrem als Minderwertigkeit erlebt werden, während Andere aufgewertet oder idealisiert werden. Im anderen Extrem werden kompensatorische Anstrengungen erbracht, die das Selbstbild bis hin zum Größenwahn stützen, während Andere abgewertet werden. Leichsenring: Das Selbstwertgefühl erscheint brüchig bzw. resigniert, aufgegeben (passiver Modus) oder die kompensatorischen Anstrengungen zur Aufrechterhaltung des ständig bedrohten Selbstwertgefühls dominieren (pseudo-selbstsicher, aktiver Modus). Erkrankungen führen zu Selbstwertkrisen,

	können aber auch einen restitutiven Charakter für das Selbstbild haben. Wöller: Die Selbstwertregulation ist konflikthaft gestört. Passiver Modus: brüchiges, resigniertes, ständig bedrohtes Selbstwertgefühl. Aktiver Modus: kompensatorische Selbstsicherheit ohne ausreichende Grundierung.
1.5 Schuldkonflikte (egoistische versus prosoziale Tendenzen / Selbst- versus Fremdbeschuldigung)	OPD-2: Schuld über ein angemessenes Maß der Verantwortung hinaus entweder sich selbst oder anderen aufbürden. Passiver Modus: Neigung zu Selbstvorwürfen. Schnelle Übernahme von Verantwortung. Zerknirschung, Selbstbestrafung. Aktiver Modus: Anklagend, Schuld wird externalisiert, Schuldgefühle auf andere abgewälzt. Geringe Bereitschaft, eigene Verantwortung anzuerkennen. Wikipedia: Im einen Extrem führt die Schuldübernahme bis zur masochistischen Unterwerfung. Im anderen Extrem sieht der Mensch die Schuld nur beim anderen, wobei ihm jegliche Form eines eigenen Schuldgefühls fehlt. Leichsenring: Schuld wird bereitwillig bis hin zu masochistischer Unterwerfung auf sich genommen, und Selbstvorwürfe herrschen vor (passiver Modus), oder es fehlt jegliche Form von Schuldgefühlen, diese werden anderen zugewiesen, und auch für Krankheit sind andere verantwortlich (aktiver Modus). Wöller: Angemessenes Schulderleben ist konflikthaft gestört. Passiver Modus: Ungerechtfertigte und übertriebene Neigung, Schuld auf sich zu nehmen. Aktiver Modus: Abwehr (z.B. Projektion) von Schuldgefühlen trotz realer Schuld.
1.6 Ödipal-sexuelle Konflikte	OPD-2: Es geht um die sozialen Rollen von Mann und Frau mit den Motiven, Aufmerksamkeit und Anerkennung zu erhalten, den Kontakt erotisch-zärtlich zu genießen und sich des eigenen Mann- oder Frauseins zu versichern. Dies ergibt sich aus der Identifikation mit bzw. der Übernahme der geschlechtsspezifischen elterliche Rollen. Passiver Modus: Schüchternheit, graue Maus, sich unattraktiv

	halten, sich geschlechtlos geben, Verdrängung von Erotik/Sexualität. Aktiver Modus: phallisch-hysterisch im Mittelpunkt stehen. Erotisierung und Sexualisierung der Beziehungen, rivalisieren, Schamlosigkeit. Wikipedia: Im einen Extrem nimmt der Mensch seine Erotik und Sexualität nicht wahr, im anderen Extrem bestimmt sie alle Lebensbereiche, ohne dass eine Befriedigung gelingt. Dies meint nicht sexuelle Funktionsstörungen anderer Herkunft. Leichsenring: Erotik und Sexualität fehlen in Wahrnehmung, Kognition und Affekt (passiver Modus) oder bestimmen alle Lebensbereiche, ohne dass Befriedigung gelingt (aktiver Modus). Nicht gemeint sind hier allgemeine sexuelle Funktionsstörungen anderer Herkunft. Wöller: Die Sicherheit in der männlichen oder weiblichen Geschlechtsrolle sowie die Fähigkeit zu angemessenem Konkurrieren um das andere Geschlecht sind konflikthaft gestört. Passiver Modus: Übermäßige Zurückhaltung gegenüber dem anderen Geschlecht und in der Konkurrenz. Aktiver Modus: Übermäßige Beschäftigung mit dem anderen Geschlecht und übermäßiges Konkurrieren ohne Befriedigung.
1.7 Identitätskonflikte (Identität versus Dissonanz)	OPD-2: Passiver Modus: Gefühl des chronischen oder immer wiederkehrenden Identitätsmangels; Verleugnen dieser Dissonanz. Vermeiden von Lebenssituationen, die diesen Mangel aufdecken könnte; Rückzug, Hemmung. Aktiver Modus: aktives Überspielen der Unsicherheit; Kompensation; Vermeidung des Gewahrwerdens; evtl. Konstruktion eines Familienromans. Wikipedia: Bei sonst hinreichenden Ich-Funktionen übernimmt der Mensch die Geschlechts-, Rollen oder Gruppenidentität anderer oder überspielt die Identitätsambivalenz kompensatorisch. Leichsenring: Es bestehen hinreichende Ich-Funktionen bei

	gleichzeitig konflikthaften Selbstbereichen (Identitätsdissonanz): Geschlechtsidentität, Rollenidentität, Eltern-Kind-Identität, religiöse und kulturelle Identität u.a. Der Annahme des Identitätsmangels (passiver Modus) steht das kompensatorische Bemühen, Unsicherheiten und Brüche zu überspielen, entgegen (aktiver Modus). Wöller: Die Ausbildung einer kohärenten Identität ist konflikthaft gestört. Passiver Modus: Identitätsunsicherheit. Aktiver Modus: starres Festhalten an einer bestimmten Identität (Pseudoidentität) zur Abwehr der Identitätsunsicherheit.
2. Eingeschränkte Konflikt- und Gefühlswahrnehmung	Gefühle und Bedürfnisse bei sich und anderen werden nicht wahrgenommen und Konflikte übersehen (passiver Modus) oder durch sachlich-technische Beschreibung ersetzt (aktiver Modus).
Primärquelle: Arbeitskreis OPD (Hg.) (2006) Operationalisierte Psychodynamische Diagnostik OPD-2. 2., überarbeitete Auflage 2009, S. 417-431 **Weitere Quellen**: Wikipedia, Eintrag "Grundkonflikt" (Version vom 5. Mai 2011); Falk Leichsenring (Hg.) Lehrbuch der Psychotherapie, Bd. 2, Psychoanalytische und tiefenpsychologisch fundierte Therapie, 2006, S. 16; Wolfgang Wöller: Einführung in die tiefenpsychologisch fundierte Psychotherapie (Powerpoint), Bad Honnef o.J., http://tinyurl.com/zs7kj25 (Version Mai 2011)	

Selbstverständlich existieren diese Konflikte. Aus der Praxis ergibt sich jedoch manchmal, dass kein derartiger unbewusster Konflikt zu entdecken ist oder dass ein ganz anderer Konflikt existiert – abgesehen davon, dass Konflikte immer in Mischform auftreten. Die zwanghafte Eingrenzung auf nur sieben oder acht Konflikte ist nicht hilfreich. Das rein intrapsychische Konfliktmodell lässt sich nicht halten. Patienten leiden zusätzlich bzw. vorrangig unter benenn- und sichtbaren zwischenmenschlichen Konflikten und/oder bewusstseinsnahen inneren Wertkonflikten.

Hinweis: Beim Konfliktmodell kommt es nicht nur darauf an, dass es einen Konflikt gibt, sondern wie dieser gelöst wird. Der Konflikt „Abhängigkeit versus Autonomie" betrifft jeden einzelnen Menschen in seiner Entwicklung, aber er wird erst zur Pathologie, wenn er nicht befriedigend gelöst und auffällig wird.

7.3 Ist die Konflikttheorie noch zeitgemäß?

Die Zeit ist über die frühen Konzepte einschließlich deren vom unbewussten inneren Konflikt in vielfältiger Weise hinweggegangen. Es sind zum einen die vielen Neo-Freudianer, die deutlich über Freuds ödipale Konfliktpathologie hinausgingen und sich anderen relevanten Themen zuwandten, beispielsweise dem Ich als Aktzentrum, welches gar nicht so hilflos zwischen Es-Trieben und Über-Ich-Anforderungen eingeklemmt ist, den Objektbeziehungen, den erlernten Fähigkeiten des Individuums (seine Struktur) und den objektiven frühen Traumatisierungen, wobei der Ödipus-Konflikt nur noch einer unter vielen ist (falls er im konkreten Fall überhaupt eine Rolle spielt).

Die Objektbeziehungstheorie hat die Psychoanalyse um wichtige Gesichtspunkte erweitert. Im Mittelpunkt steht die konkrete Lebenswelt des Kleinkindes, nicht dessen ödipale Phantasie (Karen Horney, William Fairbairn, Harry S. Sullivan, Margret Mahler, Edith Jacobsohn, Otto Kernberg, Donald Winnicott, Josef Sandler). Daneben und zusätzlich gibt es eine Gruppe, die man Ichfunktionstheoretiker nennen könnte. Zu ihnen gehören Heinz Hartmann, René Spitz, John Bowlby. Sie haben teilweise noch zu Lebzeiten Freuds das Triebgeschehen mit den Ich-Funktionen verbunden. Beispielsweise sind die verschiedenen Formen der Abwehr (Abwehrmechanismen) eine mehr oder weniger unbewusste Ich-Leistung. Die Anpassung an die Umgebung kann zu weitreichend sein und die Entwicklung wichtiger Ich-Funktionen behindern.

Man kann die Entfaltung der Ich-Funktionen als innersten Motor wie auch als Ziel menschlicher Entwicklung pessimistisch oder optimistisch auffassen. Bei Freud wird gute Erfahrung immer behindert durch Konflikte. Jedes Begehren müsse von Anfang an in Schach gehalten werden, um die Maßlosigkeit der egoistischen Wunschwelt einzudämmen. Der Konflikt ist programmiert infolge der Maßlosigkeit der infantilen Wunschwelt. Eine glückliche Entwicklung ist bei Freud nicht vorgesehen. Die Maßlosigkeit der Triebwünsche, die Gier nach Befriedigung, die mörderische Wut über Versagungen müssen laut Freud gesellschaftlich in Schach gehalten werden.

Bei Alfred Adler oder Carl Rogers indessen ist eine harmonische und glückliche Entwicklung zumindest denkbar. Auch Heinz Kohut war (wie Freud) der Überzeugung, dass die Menschen in sich ein narzisstisches System der Selbstregulierung haben, welches bei optimalen Entwicklungsbedingungen und sympathischer Spiegelung gleichwohl zu Kreativität, Zufriedenheit und einem reifen Selbstwertgefühl führt.

Des Weiteren gibt es die Erkenntnisse aus der Neurobiologie. Eine starke Begrenzung des freien Willens ebenso wie ein häufiger Misserfolg von Psychotherapie ergibt sich aus der neurobiologischen Struktur des Gehirns. Das gilt zum Beispiel für Zwangshandlungen, von denen heute angenommen wird, dass sie nicht primär eine psychische Funktion haben, obwohl diese wohl mitschwingt, indem die Handlung irgendwie in den allgemeinen Lebensvollzug eingebaut wird. Die Häufung bestimmter psychischer Störungen bei Zwillingen oder in Familien ist Beleg für eine genetische Disposition und Mitverursachung.

Der dritte große Beeinflussungskomplex sind Psychopharmaka, also die chemische Kontrolle von psychischen Störungen, entweder in der Ätiologie oder in der Heilung. Bei einer Depression beispielsweise muss immer auch eine Entgleisung oder Verschiebung von Neurotransmittern und Hormonen mitbedacht werden. Überhaupt gilt heutzutage die Kombination von Medikamenten mit der gesprächsweisen Psychotherapie als Mittel der Wahl. Psychische Gesundheit ausschließlich mit psychologischen Mitteln zu untersuchen, wie es Lohmann und Pfeiffer (S. 268) fordern, reicht keineswegs mehr aus.

Bei diesen Weiterentwicklungen kann man also gar nicht mehr in den Fehler verfallen, die Ursachen seelischer Krankheit ausschließlich im Individuum und dessen Konflikten zu sehen. Es gibt zwischenmenschliche und gesellschaftliche Auslösebedingungen, die ein Therapeut mit berücksichtigen muss. Die Bewertung von Verhalten ist immer eine zwischenmenschliche. Der Beleg dafür sind die unterschiedlichen und verschiedenartigen Definitionen psychische Krankheit in den unterschiedlichen Kulturen und die ständigen definitorischen Verschiebungen bei der Beschreibung psychischer Krankheiten. Ob einer für verrückt erklärt wird, hängt auch von den Zeitumständen und von denjenigen ab, die über die Macht der Zuschreibung verfügen. Der Diskurs über Gesundheit und Krankheit bleibt deshalb stets ein äußerst prekäres Unterfangen.

8 Abwehrmechanismen

Zum Thema Abwehrmechanismen, welche in Punkt 4 eines Berichts benannt werden sollen, wäre eine eigene Abhandlung erforderlich. Wie bei der Konflikttheorie haben auch in Bezug auf Abwehrmechanismen derart vielfältige Umbaumaßnahmen stattgefunden, dass es heute keine Übereinstimmung mehr darüber gibt, was darunter zu verstehen ist.

Daraus ergibt sich ein weiteres Problem für das Berichteschreiben. Das umfangreiche Wissen über Konflikte und Abwehrmechanismen steht in keinem vernünftigen Verhältnis zur erforderlichen kurzen Behandlung dieser Punkte im Bericht. Weiter unten folgt eine lange Liste von Abwehrmechanismen, die dann nur als Stichwort im Bericht auftauchen müssen.

Man könnte Abwehrmechanismen beispielsweise Ersatzbefriedigungs- oder Reparaturmechanismen nennen, die in ihrer Gesamtheit jeweils wieder den charakteristischen Modus der Verarbeitung eines (inneren unbewussten) Konflikts darstellen. Jedenfalls stellt sich immer wieder die Frage, was denn eigentlich abgewehrt werden muss? Verwirrend ist auch, dass diese Abwehrmechanismen keineswegs dysfunktional sein müssen; man unterscheidet zwischen reifen und unreifen Abwehrmechanismen, und die reifen sind gesellschaftlich und vermutlich auch für die individuelle Entwicklung durchaus erwünscht.

Definition: Heute werden – viel umfassender als bei Freud – unter Abwehrmechanismen bewusste und/oder unbewusste seelische Reflexe verstanden, mit denen bewusste und/oder unbewusste Angst, Schuld, Scham, Niedergeschlagenheit, Dissonanzen und Konflikte bewältigt bzw. kompensiert werden, mit dem Ziel, das seelische Gleichgewicht und/oder den Status quo zu erhalten. Abwehrmechanismen richten sich gegen das Bewusstwerden seelisch schmerzlicher oder gefährlicher Impulse, Erinnerungen und Gefühle. Die Abwehr kann in diesem Sinne gelingen, manchmal tut sie es aber auch nicht und es bleibt beim Abwehrversuch. Die Abwehr ist oftmals unbewusst, kann aber auch bewusst sein, insbesondere die höheren Abwehrmechanismen.

Es ist recht einfach, anhand der folgenden Liste sich die auf die Patientin passenden Abwehrmechanismen herauszusuchen (die Quellen stehen am Schluss der Tabelle).

Tabelle 14 Übersicht über die wichtigsten Abwehrmechanismen

Affektisolierung **	Abtrennung von Gefühlen und Emotionen von dazugehörenden Gedanken und Erinnerungen; beides wird wahrgenommen, aber nicht als zusammengehörig empfunden. Gefühle bleiben ausgespart (unreife Abwehrform)
altruistische Wunschabtretung *	Angst vor Liebesverlust wird gebannt durch altruistische Zuwendung zu anderen bei gleichzeitiger Missachtung eigener Bedürftigkeit (reifere Abwehrform?)
Depersonalisation / Derealisation ***	Die Wahrnehmung des eigenen Körpers oder der Umwelt wird verändert bzw. als unwirklich erleben, um Schaden für sich zu verhüten
Depression *	Seelischer Rückzug als Schutzreflex gegen und Ablenkung von allen Unverträglichkeiten. In anderen Formulierungen ist Depression eine Triebvermeidung. Gilt nicht für die endogene Depression, aber es wird diskutiert, ob überhaupt noch zwischen endogener und exogener Depression unterschieden werden kann
Dissoziation ***	Abspaltung oder Ausblendung von Unerträglichem aus der Wahrnehmung zum Zwecke des Selbstschutzes und der Beherrschung. Körperliches Dissoziationserlebnis hat offenbar nicht diese Funktion
Idealisierung *	unrealistische Überbewertung von Personen zum Zweck der Angstabwehr. Gegenteil: Abwertung
Identifikation / Identifikation mit dem Aggressor	Erhöhung des eigenen Selbstwertgefühls durch Identifikation mit einer Person oder Institution, die einen höheren Rang besitzt. Auch: Identifizierung mit dem Angreifer, indem man ihm ähnlich wird. Verständnis für aggressives Verhalten Anderer

Identifikation, projektive **	Dem Anderen werden bestimmte Eigenschaften oktroyiert oder ihm induziert, um ihn unter Kontrolle zu halten. Jungclaussen: Manipulative Verlagerung unerträglicher Selbstaspekte in den Anderen, der sich damit identifiziert und dann danach handelt (unreife Abwehrform). Das Subjekt ist Opfer, welches die Zuschreibung annimmt
Intellektualisierung **	Emotional bedeutsame Impulse oder Konflikte werden durch theoretisch-distanziertes Analysieren ihres gefühlsmäßigen Anteils beraubt (reifere Abwehrform)
Introjektion	Einverleibung äußerer Wertorientierungen in die Ich-Struktur; daher muss man sie als Individuum nicht mehr als Drohungen von außen erleben (unreife Abwehrform)
Kompensation	Schwäche (Minderwertigkeitsgefühle) wird durch Überbetonung eines erwünschten Charakterzuges verhüllt. Frustration auf einem Gebiet wird durch übermäßige Befriedigung des Bedürfnisses auf einem anderen Gebiet kompensiert
Konfliktvermeidung *	Konfliktvermeidung durch Rückzug, Ausweichen, Schweigen oder Flucht; nicht zu verwechseln mit Regression. Siehe auch Prokrastination
Konversion *	Konflikte werden nicht in ihrer eigentlichen Gestalt wahrgenommen und führen auf Dauer zu körperlichen Reaktionen und Symptomen mit *erkennbarem* Symbolgehalt. Im Grunde ist auch Konversion eine Verdrängung bedrohlicher Vorstellungen (seltene Abwehrform)
Magisches Denken ***	Man bildet sich eine besondere Form von Kausalität zwischen Dingen oder Ereignissen ein; animistisches Denken (Glaube an übernatürliche Kräfte) (unreife Abwehrform)
Panik *	Ausweichen in einen unverantwortlichen Zustand, um sich nicht mit bedrohlichen Anteilen der Realität auseinandersetzen zu müssen; evtl. aber auch eine unverstandene, heftige endogene körperliche Sensation

Phantasie	Befriedigung frustrierter Wünsche durch Vorstellung ihrer imaginären Erfüllung (Tagträume u. ä.) (reifere Abwehrform); nicht zu verwechseln mit Wahn
Progression ***	Flucht nach vorn (Gegenteil von Regression) (reifere Abwehrform)
Partnerwahl *	dysfunktionale Partnerwahl nach dem Muster der Eltern oder aufgrund anderer spezifisch verarbeiteter Erfahrungen
Projektion	Übertragung der Missbilligung eigener Unzulänglichkeiten und Wünsche, die gemeinhin als unmoralisch gelten, auf andere. Jungclaussen: eigene unangenehme Anteile werden bei anderen wahrgenommen und ihnen zugeschrieben (unreife Abwehrform). Das Subjekt ist Täter, der über den anderen etwas behauptet
Prokrastination *	Ausweichen vor wichtigen Aufgaben, aufschieben, Verweigerung, auffallende Müdigkeit
Rationalisierung	Man versucht sich dabei einzureden, dass das eigene Verhalten rational, d.h. verstandesmäßig begründet ist, um damit dieses Verhalten vor sich und anderen zu rechtfertigen (Lebenslügen) (reifere Abwehrform)
Reaktionsbildung	Angstbesetzte Wünsche werden dadurch vermieden, dass sie quasi in ihr Gegenteil verkehrt werden. Dabei werden diese gegenteiligen Absichten und Verhaltensweisen so sehr überbetont, dass sie einen Schutzwall gegen den Versuch dienen, die angstbesetzten Wünsche zu befriedigen (z.B. statt schimpfen besonders nett sein) (reifere Abwehrform)
Rechthaberei *	Abwehr irritierender Informationen anderer Personen, die das eigene Selbst zu bedrohen scheinen (unreif); Abwehr von Angst; Angst vor Beschämung und Entlarvung
Regression	Rückzug auf eine frühere Entwicklungsstufe in der Persönlichkeitsentwicklung mit einfacheren, primitiveren, kindlicheren Reaktionen und in der Regel auch tieferem Anspruchsniveau

	(unreife Abwehrform)
Somatisierung **	Konflikte werden nicht in ihrer eigentlichen Gestalt wahrgenommen und führen auf Dauer zu körperlichen Reaktionen und Symptomen *ohne* direkten Symbolgehalt (siehe auch Konversion); Anspannung wird in ein körperliches Symptom überführt; vorherige somatische Abklärung muss ohne Befund sein
Sucht *	Konflikte, Sehnsüchte oder unerreichbare Ich-Ideale werden mit Süchten verdrängt und niedergehalten
Spaltung **	Andere oder das Selbst werden in Gut und Böse aufgeteilt. Man schwankt zwischen beiden; der oder das Gute wird idealisiert, der Böse abgewertet. Weitgehend identisch mit Idealisierung/Entwertung, wobei immer nur eine Seite wahrgenommen wird (unreife Abwehrform)
Sublimierung	Nicht erfüllte (sexuelle) Bedürfnisse werden durch Ersatzhandlungen befriedigt, die von der Gesellschaft akzeptiert sind (z.B. Sport) (reife Abwehrform)
Teleologisches Denken *	unterstellt eine Absicht dem uns begegnenden Chaos. Der nächste Schritt und eine Verschärfung des teleologischen Denkens ist der Vorsehungsglaube oder Vorsehungsgedanke (unreife Abwehrform)
Ungeschehen machen	Entwicklung eines Sühneverlangens für unmoralische Wünsche und Handlungen, um diese damit aufzuheben (unreife Abwehrform)
Wendung v. Aggression gg. das Selbst **	Aggressive Impulse werden nicht gegen andere, sondern gegen sich selbst gerichtet (Selbstverletzung; Exzessivität; Hochrisikoverhalten; einige Autoren sehen auch die Depression als gegen sich gerichtet)
Verdrängung	Das Eindringen unerwünschter und/oder gefährlicher Impulse in das Bewusstsein wird verhindert, indem diese Impulse vom Bewusstsein in das Unbewusste abgedrängt werden. Dort können sie allerdings ohne Wissen des einzelnen zum Motor von so

	genannten Ersatzhandlungen oder Vorstellungen werden (Träume, Fehlleistungen). Es gibt aber auch das bewusste Verdrängen, um Unangenehmes oder Schmerzliches in Schach zu halten (reifere Abwehrform)
Verleugnung	Schutz vor Unangenehmem durch die Weigerung, es überhaupt zur Kenntnis zu nehmen (unreife Abwehrform); Verleugnung eigener Bedürfnisse
Vermeidung ***	Schutz vor Unangenehmem oder Unerreichbarem durch Ausweichen oder Zögern. Den leichteren Weg gehen oder gar nichts tun (siehe auch Prokrastination)
Verschiebung	Aufgestaute, meist feindselige Gefühle werden auf Objekte entladen, die weniger gefährlich erscheinen als diejenigen, von denen die Erregung dieser (feindseligen) Gefühle ursprünglich ausgeht
Vorurteil *	Vorschnelles, ungeprüftes Urteilen zur Abwehr von bedrohlicher Komplexität der Realität
Zufall, Verleugnung des - *	Annahme eines Planmäßigen, Gewollten und Vorgesehenen im Geschehensablauf zur Abwehr des Gefühls des hilflosen Ausgeliefertseins
Zwangshandlungen *	Bestimmte Handlungen und Rituale geben unzulänglich Sicherheit für den nächsten Moment. Es wird zunehmend in Frage gestellt, ob Zwangshandlungen eine psychische Funktion haben; sie scheinen eher einem hirnphysiologisch erklärbaren Wiederholungszwang geschuldet

Primärquelle: Ruch/Zimbardo (1974): Lehrbuch der Psychologie, Berlin-Heidelberg-New York, S. 368
Weitere Quellen:
* eigene Einfügung G.M., Oktober 2007–August 2016;
** aus: Leichsenring, Falk et al. (2006), Lehrbuch der Psychotherapie, Bd. 2, Psychoanalytische und tiefenpsychologisch fundierte Therapie, 3. Auflage München, S. 17;
*** aus: Jungclaussen, 2013, S. 51f. Die Einteilung in „reife" und „unreife" Abwehrformen stammt teilweise von Jungclaussen.

Hinweis: Abwehrmechanismen sollten im Bericht nicht nur aufgezählt, sondern auch kurz begründet werden. Warum nimmt die Therapeutin diese Abwehrmechanismen bei dieser Patientin an? Die Abwehrmechanismen (Kompensationen) sollten bereits in der Sozialanamnese angetippt werden. Eine weitere Verfeinerung ist es, die erkannten Abwehrmechanismen als „reif" oder „unreif" zu charakterisieren.

Die oben skizzierten Abwehrmechanismen sind überindividuell zu verstehen. Ihr Informationsgehalt ist gering, weil abstrakt. Aussagekräftiger kann die Beschreibung individualspezifischer Abwehrformen sein, die Menschen entwickelt haben, um sich unerwünschter Inhalte zu entledigen (zum Beispiel Arbeitswut, sexuelle Abenteuer, exzessiver Sport, weltanschauliche, religiöse und politisch begründete Einstellungen) (Deneke 2013, S. 203). Der Einzelne kann sehr erfinderisch sein, um sich unliebsamen Wirklichkeitsaspekten nicht stellen zu müssen.

Allen Abwehrformen ist gemeinsam, dass sie helfen sollen, dem Wachbewusstsein bedrohliche, kränkende oder anderweitig unerträgliche Aspekte der äußeren wie der inneren Welt zu entziehen.

Abwehrmechanismen überschneiden sich partiell mit den in verhaltenstheoretischer Terminologie so genannten Coping-Mechanismen.

Das Bewältigungsbegehren umfasst aktive Handlungsschritte (Suche nach Unterstützung), kognitive Prozesse und emotionale Entlastungsreaktionen. Bewältigungsmechanismen werden eher bewusst, absichtsvoll und zielgerichtet eingesetzt. Tendenziell unbewusste Abwehr- und tendenziell bewusste Bewältigungsprozesse sind sich ergänzende Regulationsvorgänge, die dazu dienen, die psychische Funktionsfähigkeit zu erhalten, auch unter stark belastenden Bedingungen.

8.1 Musterbildung

Die Abwehrmechanismen sind zeitstabile Muster oder Schemata zur Bewältigung von Lebensschwierigkeiten. Diese Dynamik ist den meisten nicht bewusst. Sie leben in der Selbstverständlichkeit des ihnen Bekannten.

In der Tiefenpsychologie ist viel von Mustern – vor allem Beziehungsmustern – die Rede. Es ist an der Zeit, einen kurzen Blick auf die möglichen Muster zu werfen. Man kann nach Deneke unterscheiden (2013, S. 189ff.):

- Motivationale Erfahrungsmuster (Wünsche, Bedürfnisse, Triebe, Bestrebungen)
- emotionale Erfahrungsmuster (welche Gefühle beherrschen die persönliche Lebensgeschichte?)
- interaktionelle Erfahrungsmuster prägen die Weltsicht eines Menschen am nachhaltigsten
- somatosensorische Erfahrungsmuster (beispielsweise Schmerzen)
- Fantasien zur eigenen Person (auch kompensatorische)
- Handlungs- und Planungsmuster
- Reflektion- und Bewertungsmuster
- Gewissen und Ideale („Über-Ich“)
- Selbstrepräsentanzen (wer bin ich? Vorstellungsbilder von sich selbst)
- Objektrepräsentanzen
- Identifikation und Gegenidentifikation.

Die Erfahrungsmuster bilden generalisierte Reaktionsmuster. Manche Psychologen sprechen von Schemata. Diese sind dynamisch, d.h. nicht stabil, vielmehr langfristig veränderbar über die Lebensspanne.

Die Entstehung von Mustern bzw. Schemata ist immer ein Prozess der psychischen Selbstorganisation, die wesentlich mit auf unbewussten Mechanismen der dynamischen Selbstorganisation des Gehirns beruht. Nach einer bewussten Entscheidung für ein Gedanken- oder Handlungsschema wird der Therapeut oft vergeblich suchen.

Die *Schematherapie* widmet sich explizit den Schemata und lebensgeschichtlichen Mustern. Sie geht davon aus, dass es bestimmte erlernte Grundschemata gibt, die darauf abzielen, die seelischen Grundbedürfnisse zu befriedigen und hierzu das Verhalten von Menschen steuern. Diese Schemata können dysfunktional werden und bedürfen evtl. der Korrektur. Schematherapeuten sind darauf trainiert. Ich halte es allerdings für bedenklich, eine Psychotherapie auf einem einzigen psychischen Detail aufzubauen.

9 Traumata

Neben der Konflikt-Perspektive ist die Trauma-Perspektive die älteste in der Entwicklung der Tiefenpsychologie. Es geht zunächst um mögliche Traumata in der Kindheit. Darauf konzentrierte sich Freud. Für ihn war der Ödipuskonflikt mit dem Trauma der Enttäuschung der Kern jeder Neurose. Der Junge kann nicht die Mutter besitzen, das Mädchen nicht den Vater. Es wurde schon betont, dass das Ödipus-Trauma nicht ubiquitär ist, sondern Zeichen einer bereits neurotischen Entwicklung.

Freuds enges Traumamodell ist seit langem ergänzt um aktuelle, einmalige oder chronische Traumata in der Familie ebenso wie durch schwere Unfälle, Naturkatastrophen oder äußere Gewalt. Liegt ein Trauma vor, treten andere Perspektiven wie die ich-strukturelle oder die Konfliktperspektive zurück.

Ein Trauma ist ein Ereignis, das in seiner Intensität die Verarbeitungskapazitäten übersteigt. Es liegt jenseits aller bisherigen Vorstellungen und geht mit einer emotionalen Überflutung und kognitiver Verwirrung einher. Es kann von einigen nicht verarbeitet werden, es bleibt unintegriert wie ein Fremdkörper.

Wegen der primären Assoziationstätigkeit des teilautonomen Gehirns können schon sehr geringe Reize das Trauma und die beteiligten Affekte reaktivieren und ins Bewusstsein holen (Panik, Verzweiflung, vegetative Erregung und Wiedererleben der Situation). Die Pathologie kann als eine im Prinzip sinnvolle Reaktion auf eine überwältigende Einwirkung verstanden werden. Das kann von Scham- und Schuldgefühlen entlasten. Selbstverständlich schließt das Traumamodell andere Perspektiven nicht aus; ein Trauma kann Beschädigungen der Ich-Struktur oder der Beziehung zu wichtigen Bezugspersonen zur Folge haben.

Dieses Konzept hat sich sehr weit vom Freud'schen Modell des frühkindlichen Ödipus-Traumas entfernt. Es gibt definitiv nicht das absolut Unbewusste mit seinen verdrängten Inhalten, wie Freud annahm. Die Flashbacks sprechen dagegen.

Ob ein Trauma konfrontierend aufgedeckt oder schützend eingekapselt werden soll, kann der Therapeut nur in intimer Kenntnis des Patienten entscheiden. Die Traumaperspektive bedeutet auch nicht, alle Lebensbereiche des Patienten auf dieses eine abrupte oder chronische Ereignis zu reduzieren oder ihnen die Verantwortung für ihre weitere Lebensgestaltung zu nehmen (Wöller/Kruse S. 45/46). Die Verläufe sind so unterschiedlich, weil jedem Menschen unterschiedlich ausgeprägte innere Bewältigungsressourcen und äußere Hilfsangebote zur Verfügung stehen.

Leichsenring (2006) spricht ganz in meinem Sinne, wenn er betont:

> *Neben der klassischen Entstehungsweise einer neurotischen Störung, die definitionsgemäß als Folge der Wiederbelebung eines früheren Konflikts angesehen wird, können seelische Störungen jedoch auch bei bislang unbelasteten Menschen durch extreme von außen kommende Traumatisierungen auftreten, die das ansonsten ausreichende Bewältigungspotenzial überfordern. In diesen Fällen kommt es nicht zu einer Reaktivierung eines früheren Konfliktes. ... Entsprechend muss sich die Psychodynamik bei Patienten mit Belastungsstörung mehr auf das aktuelle Trauma ... konzentrieren. Konflikte spielen zwar auch bei diesen Patienten eine Rolle, stellen jedoch meist nicht das Zentrum der Psychodynamik dar.* (Leichsenring 2006, S. 21)

Sollte also ein Gutachter auf die Konfliktdynamik bestehen, so darf der Therapeut das begründet zurückweisen. Die Konfliktperspektive ist keinesfalls die einzige.

Erkenntnisse über die Wirkung realer Traumata (angefangen beim *shell shock* im Ersten Weltkrieg bis hin zur PTBS im Vietnam-Krieg) zeigen, dass diese keineswegs mehr allein intrapsychisch betrachtet und behandelt werden dürfen. Akute Belastungssituationen überfordern wie Traumata die inneren und äußeren Belastungsressourcen. 1980 wurde die „posttraumatische Belastungsstörung" in den USA im Lichte der Erfahrungen des Vietnam-Krieges in den Katalog der medizinisch anerkannten Symptomatiken aufgenommen.

Was Traumen betrifft, wird differenziert in kumulative Traumata (z.B. wenig einfühlsame Eltern, die auf Entwicklungsbedürfnisse des Kindes nicht eingehen können), Individuationstraumata (die Ablösung und Individuation gelingt nicht oder wird verhindert), Verlusttraumata (wenn ein Elternteil oder ein Geschwister krank wird oder stirbt), universelle Traumata (wie die Geburt eines Geschwisters, die Entdeckung des Geschlechtsunterschieds oder das Gewahrwerden des Sterbens) oder sexuelle und körperliche Traumata aufgrund von Missbrauch und Misshandlung.

Traumafolgen zeigen sich in ihrer Ausformung ähnlich, unabhängig davon, ob es sich um frühe Traumata der Kindheit oder um aktuelle Ereignisse handelt: Störungen der Affektregulation wie Wut oder Rückzug, Bewusstseinsveränderungen wie Unwirklichkeitsempfinden, gestörte Selbstwahrnehmung wie das Gefühl, stigmatisiert zu sein, gestörte Wahrnehmung des Täters, etwa die Zuschreibung von Allmacht, Beziehungsprobleme wie Misstrauen und Rettersuche sowie Veränderungen des Wertesystems, etwa der Verlust fester Glaubensinhalte. Eine nicht zu verändernde katastrophale Situation erschöpft das Ich, für gesundes Wachstum ist dann kein Platz mehr (Herman 2014).

10 Therapeutische Beziehungsgestaltung

Sie erinnern sich? Im Berichtspunkt 4 wird nach „dysfunktionalen Beziehungsmustern" gefragt.

Hier tauchen wieder die Begriffe des Musters und des Schemas auf. Das heißt, der Patient wiederholt etwas, was ihn eventuell hindert, sein Problem zu lösen. Sehr häufig hat der Patient Angst, seine Wünsche und Bedürfnisse zu äußern oder Bedrängendes zurückzuweisen, weil er fürchtet, dass dann eine ohnehin prekäre Beziehung gänzlich in die Brüche geht. Diese Furcht hat oftmals reale Gründe, oftmals aber werden die Gefahren auch übertrieben.

Schon Alfred Adler war klar, dass die seelische Innenwelt maßgeblich von den Menschen der Umgebung (in erster Linie Vater und Mutter) mitgestaltet wird. Die Ausweitung der intrapsychischen auf die interpersonelle Perspektive war die erste Weiterentwicklung der Psychoanalyse. Sie liegt einfach auf der Hand.

Es erscheint seltsam überflüssig, darauf hinweisen zu müssen, wie sehr Symptome in der Bezogenheit zu anderen Menschen entstehen. Freuds metaphorische, theoretisch überfrachtete Metapsychologie ist für die Psychotherapie nur eingeschränkt brauchbar; die Weiterentwicklungen der Psychoanalyse, die Individualpsychologie und die Beziehungspsychologie sind wesentlich anschaulicher und näher an den tatsächlichen Problemen der Patienten.

Im Rahmen der Psychoanalyse haben Objektbeziehungstheoretiker wie Otto Kernberg die Brücke zwischen intrapsychischer und interpersoneller Sicht geschlagen, während für die Individualpsychologie diese Sicht von Anfang an die „natürliche" und naheliegende war. Unter dem Begriff Objektbeziehungstheorie werden unterschiedliche Ansätze zusammengefasst, denen gemeinsam ist, dass sie die zentrale Bedeutung der frühen Mutter-Kind-Beziehung und der Vorstellungen des Kindes über sich und seine Bezugspersonen für die spätere Beziehungsgestaltung und für die Persönlichkeitsentwicklung herausstellen. Der Begriff „Objektbeziehung" zeigt noch die psychoanalytische Distanz zur Mutter, die in der Literatur kaum als reale Person erkennbar wird.

In der Diagnostik geht es aber um alle relevanten Beziehungen des Patienten (manchmal einschließlich eines geliebten Haustieres), ihre Geschichte, ihren gegenwärtigen Stand und vor allem ihre emotionale Qualität. Eventuelle Konflikte mit diesen Personen spielen eine wichtige Rolle in der Pathogenese. Einige relevante Fragen dazu wurden bereits in Kap. 6.4 vorgestellt.

10.1 Bindungstheorie

Reale frühkindliche Erlebnisse in der Beziehung zu den Eltern bestimmen die Entwicklung eines Kindes grundlegend. Das heißt, das Bedürfnis nach Sicherheit in der Bindung an die primären Bezugspersonen ist entscheidend. Damit werden der Ödipuskonflikt und die Rolle der frühkindlichen Sexualität stark relativiert.

Die Qualität der Bindung zeigt sich an dem Ausmaß, in dem sie Sicherheit vermitteln kann. Erkenntnisse der kognitiven Psychologie untermauern, wie früh erlebte Bindungserfahrungen geistig verarbeitet und zu inneren Modellvorstellungen (Arbeitsmodelle) werden. Diese Modellvorstellungen werden zu einem wichtigen Teil der Persönlichkeit. Gute und gelungene Bindungen sind entscheidende spätere seelische Schutzfaktoren.

Die Forschungen von John Bowlby und Mary Ainsworth erbrachten vier verschiedene Bindungstypen:

Tabelle 15: Bindungstypen nach Bowlby und Ainsworth

- Sicher gebunden: Verzweifelt bei Trennung, rasch beruhigt nach Wiedervereinigung, frei und stark explorierend im Spiel, häufige Kontaktaufnahme zur Mutter (zwischen 58-66 % der beobachteten Kleinkinder);
- Unsicher-vermeidend: nicht traurig bei Trennung und desinteressiert bei Rückkehr der Mutter, im Spiel gehemmt, wenig bis keine Kontaktaufnahme zur Mutter (20-30/35 %);
- Unsicher-ambivalent: traurig nach der Trennung, nach Rückkehr schwankend zwischen wütender Abwendung und engem Kontakt, lassen sich kaum beruhigen (8-10 %);

- Unsicher-desorganisiert (hinzugefügt von Main & Solomon 1990): bei Trennung und nach Wiedervereinigung wie gelähmt, widersprüchliches Verhalten (2-5 %).

Wenn Sie an die biografische Anamnese denken, welche Bindungsqualitäten lassen sich für den konkreten Patienten als Arbeitshypothese erkennen? Hier einige Beispiele, die den vier Bindungstypen entsprechen:

- Der Pat. konnte früher als Kind aufgrund seines Vertrauens in die elterliche Zuverlässigkeit seine positiven und negativen Gefühle zeigen und Explorations- und Bindungswünsche ausgewogen erleben (sichere Bindungsqualität).
- Der Pat. hat als Kind die Erfahrung gemacht, dass er zurückgewiesen wurde, wenn er die Bindungsperson benötigte oder negative Gefühle äußerte. Traurigkeit und Stress während der Trennung mussten unterdrückt werden. Das Explorationsverhalten ist auf Kosten des Bindungsverhaltens überaktiviert (unsicher-vermeidende Bindungsqualität).
- Der Pat. hat als Kind nur ein eingeschränktes Explorationsverhalten gezeigt, da sein Bindungsverhalten überaktiviert ist. Der Pat. äußerte früher Wut, Angst oder passive, hilflose Strategien und schwankt bei der Wiederannäherung zwischen ärgerlichem und anklammerndem Verhalten hin und her, weil es vermutlich keine sicheren Erfahrungen von Zuverlässigkeit der Bindungsfigur gab (unsicher-ambivalente Bindungsqualität).
- Der Pat. zeigte möglicherweise früher als Kind unvereinbare Verhaltensweisen, wie z. B. stereotype Bewegungen nach Aufsuchen von Nähe, Phasen der Starrheit (sog. „freezing“) und Ausdruck von Angst gegenüber einem Elternteil (desorientierte/desorganisierte Bindungsqualität).

Quelle: Jungclaussens „SAFT“-Fragebogen (im Internet)

10.2 Übertragung

Übertragungs- und Gegenübertragungsgefühle sind Kernstücke schon des frühen Therapiegeschehens und damit der Diagnostik. Die ständige Beobachtung der Beziehung Patient-Therapeut gehört mit zum therapeutischen Prozess; die Klärung der

Beziehung Patient-Therapeut hat Vorrang vor Klärung der seelischen Probleme des Patienten.

Definition Übertragung: Übertragung lässt sich am ehesten als Wiederholung früherer Beziehungsformen und Beziehungserfahrungen des Patienten verstehen. Die therapeutische Situation wird vom Patienten mit früheren Erfahrungen abgeglichen, was die Haltung gegenüber dem Therapeuten und die Erwartung an ihn strukturiert und einfärbt.

Übertragung wird als ein Vorgang definiert, in dessen Rahmen „ein Mensch Gefühle, Fantasien, Wünsche, Einstellungen und Reaktionsmuster, die aus seinen früheren (oder anderweitig lebensgeschichtlich bedeutsamen) Interaktionserfahrungen mit einer bestimmten Bezugsperson stammen, auf eine andere Bezugsperson bezogen wiederholt“ (Meyer et al. 1977, zit. in Deneke 2013, S. 265). Es gibt positive, negative, ambivalente, adäquate (realitätsgerechte) und inadäquate (unangemessene) Übertragungen.

Aber: „Es ist unsinnig, wie es immer wieder geschieht, jedes Verhalten eines Patienten, das er seinem Therapeuten gegenüber zeigt, als Übertragung zu bezeichnen. Damit verliert der Begriff jede spezifische Bedeutung, besagt nicht mehr als das, was mit dem Begriff ‚Verhalten' ausgedrückt wird. Er wird trivialisiert ...“ (Deneke 2013, S. 266) „In der klassischen Psychoanalyse wird die Bedeutung der Übertragungs-Gegenübertragungsdynamik, ohne deren Relevanz grundsätzlich infrage stellen zu wollen, meines Erachtens vielfach überschätzt.“ (Deneke 2013, S. 268) „Mehrheitlich wird unter Psychoanalytikern angenommen, dass sie [die Übertragung] eigentlich und vornehmlich einer anderen Person aus der Vorgeschichte des Patienten gelten. Diese Sicht ist aber oftmals falsch.“ (Deneke 2013, S. 270)

Es ist auch nicht korrekt und widerspricht der therapeutischen Erfahrung, dass eine Übertragung/Gegenübertragung immer *verzerrend* ausfällt. Gute Erfahrungen mit wichtigen Beziehungspersonen wirken in der Beziehungsgestaltung ebenso wie schlechte. Es ist nicht einzusehen, warum der Patient zwangsläufig in einer verzerrend-negativen und feindseligen Übertragung dem Therapeuten gegenübertritt, so als ob es nur und ausschließlich negative Erfahrungen mit Eltern gibt. Freud hatte die Behauptung in die Welt gesetzt, der Patient verwechselte den Therapeuten *regelmäßig* mit seinem bösen Vater oder seiner bösen Mutter.

Das ist in dieser Pauschalisierung falsch. Richtig ist, dass gefühlhafte Einstellungen und Verhaltensmuster in interpersonalen Situationen mehr oder weniger unbewusst wiederholt werden. Die Erwartungen können positiv wie negativ sein. Ohne diese positiven Anteile wäre eine vertrauensvolle Arbeit mit den Therapeuten ohnehin unmöglich. Grunderwartungen richten sich auf jede aktuelle Beziehung. Diese Grunderwartungen können funktional oder dysfunktional sein. Die Beziehungsrealität kann manchmal verzerrt wahrgenommen oder missinterpretiert werden. Oftmals wird sie aber auch realitätsgerecht wahrgenommen. Wöller & Kruse warnen deshalb:

> *Der von Greenson (1981) eingeführte Begriff des Unangemessenen zur Charakterisierung von Übertragungsphänomenen als ‚verzerrter' Wahrnehmung der Realität im Sinne einer Verwechslung von Gegenwart und Vergangenheit ist unter dem Blickwinkel einer modernen Zwei-Personen-Psychologie nicht unproblematisch. Eine solchermaßen objektivierte Sichtweise macht die von vielfältigen Gegenübertragungseinflüssen geprägte Therapeutenperspektive zum einseitig bestimmenden Maßstab und vernachlässigt den Umstand der interpersonell gemeinsam konstruierten Realität. ...*
>
> *Positive Übertragungsphänomene nehmen wir an, wenn der Patient Ihnen, ohne Sie näher zu kennen, positive Merkmale einer guten Elternfigur zuschreibt: Fürsorglichkeit, Verlässlichkeit, die Bereitschaft, ihm zu helfen, ihn ernst zu nehmen usw. Entsprechend wird er sich vertrauensvoll auf die therapeutische Beziehung einlassen, sich öffnen und Hilfe annehmen ohne Angst vor Zurückweisung, Demütigung oder Kritik.* (Wöller/Kruse 2010, S. 226ff.)

Der Patient weiß, dass der Therapeut der Therapeut ist. Eine milde, positive, sachliche Übertragung und Erwartung ist dem Fortgang der Behandlung förderlich.

Patienten mit Persönlichkeitsstörungen auf niedrigem Strukturniveau neigen zu unreifen Übertragungen, die umfangreiche Verzerrungen der Wahrnehmung ihrer interpersonellen Realität bedeuten und dadurch Anlass zu fortgesetzten Konflikten sowohl im realen Leben wir in der Therapie geben. In der Regel gingen schwerwiegende Enttäuschung- und Kränkungsreaktionen voraus, und schwerwiegende Enttäuschung- und Kränkungsreaktionen sind die Folge, auch in der Therapie.

10.3 Gegenübertragung

Die Geschichte des Gegenübertragungsbegriffes verläuft von einer gefürchteten Störungsquellen des therapeutischen Prozesses zu einem der bedeutendsten diagnostischen Instrumente.

Definition Gegenübertragung: Unter Gegenübertragung wird die Gesamtheit aller emotionalen Reaktionen verstanden, die im Kontakt mit einem Patienten entstehen, mögen sie ihren Ursprung im Patienten oder im Therapeuten haben.

Gegenübertragungsreaktionen sind typischerweise eine Mischung aus Reaktionen, die vom Patienten induziert wurden, und solchen, die ihren Ursprung in der Emotionalität und eventuellen Konflikthaftigkeit des Therapeuten haben. Selbsterfahrung kann hier zu größerer Klarheit beitragen. Aus diesem Grunde absolvieren Kandidatinnen und Kandidaten psychodynamischer Ausbildungsinstitute eine Lehrtherapie oder Selbsterfahrung.

Es geht also nicht um abgemessene Libidomengen, die von einem Subjekt zu einem Objekt verschoben werden, sondern um eine zwischenmenschliche Beziehung. Worin Freud Recht hatte, ist, dass die Beziehung zwischen beiden Protagonisten von entscheidender Bedeutung für den Erfolg der Therapie ist. Diese in der Regel hoffentlich gute Beziehung kann vielfältig gestört werden, beispielsweise durch Therapiefehler des Heilkundigen, durch die Angst des Patienten, zu abhängig vom Arzt zu werden, oder durch zu große Angst vor dem Bearbeiten von Traumata. Freuds Vorbehalt gegenüber den Angehörigen seiner Patienten, die eventuell die Therapie sabotieren, spielt heute kaum noch eine Rolle. In der Regel tragen Angehörige die Therapie mehr oder weniger mit.

Heute werden die Begriffe Übertragung und Gegenübertragung meistens nur noch in einem ganz unspezifischen Sinne einer „Reaktion“ verwendet, ohne tieferen Bedeutungsgehalt. Die Beobachtung und Beschreibung ihrer Ausdrucksformen gehören aber zum Bericht und zum Therapiegeschehen.

10.4 Beispielformulierungen zu Übertragung und Gegenübertragung

Hier einige Beispielformulierungen aus Antragsberichten:

Beispiel 17: Beispielformulierungen zu Übertragung und Gegenübertragung

Die Übertragungsbeziehung ist weiterhin positiv getönt. Die Patientin traut sich ein wenig mehr, mich zu „belasten" und sich mir zu zeigen, sodass sie insgesamt spürbarer ist und die Übertragungsbeziehung damit lebendiger wird. Im Gegenübertragungsgeschehen empfinde ich Frau N. als weniger zwanghaft und kritisch-prüfend. Das Gefühl, in die Irre geleitet zu werden, tritt im Gegenübertragungsgeschehen jedoch weiterhin auf. Ich fühle mich teils von ihr sehr eingenommen, dann bemerke ich den Wunsch, die Distanz zu vergrößern. Die Ambivalenz der Patientin zwischen Nähewunsch und Angst vor Abhängigkeit zeigt sich auch bei mir. Die Angst vor dem Alleinsein bringt sie nun in Verbindung mit früheren Erfahrungen als Kind. In der Gegenübertragung spüre ich dabei etwas Traurigkeit.

Oder:

In der Gegenübertragung spürte ich ein Interesse daran, den Pat. von seiner „selbstgewählten" Lähmung und von seiner Angst zu befreien, weiß aber auch, dass dies längere Zeit in Anspruch nehmen wird. Zugleich ist Herr Z. als Künstler eine insgesamt interessante Erscheinung.

Oder:

In der Gegenübertragung spürt der Therapeut einen starken Wunsch, die Pat. aus ihren Rollenkonflikten zu befreien und die chaotische Kneipe ihres Vaters aufzuräumen. Zugleich ist er bestrebt, die vorhandenen Bewältigungsressourcen zu aktivieren, um die Pat. handlungsfähiger zu machen.

Oder:

In mir ruft er den Impuls hervor, eine Art Vaterfigur zu werden, die es ihm erlaubt, Erfahrungen nachzuholen, die ihm auf Grund seiner Vaterlosigkeit fehlen. Offenbar bin ich für ihn kein männlicher Konkurrent, sondern eine jener „Fokuspersonen“, die er akzeptieren kann. Das soll genutzt werden, um die Entwicklung ganz basaler „männlicher“ Eigenschaften nachzuholen.

11 Weitere Perspektiven und Paradigmen

Ein Patient kann bereits in der diagnostischen Phase unter verschiedenen Blickwinkeln betrachtet werden, die jeweils einzelne Aspekte hervorheben und hervortreten lassen. Grundsätzlich kann unterschieden werden die (alte) intrapsychische Perspektive der Psychoanalyse und die (neue) interpersonelle Perspektive. Die unterschiedlichen Vorgehensweisen in der Diagnostik beruhen auf unterschiedlichen Arbeitsmodellen und den daraus resultierenden unterschiedlichen Perspektiven.

Man kann jedoch nicht alle Perspektiven gleichzeitig im Blick haben und bearbeiten. Man wird jene Modelle nehmen, die einen Fall am besten erklären. Oder man ist gehalten, jenen Modelle zu folgen, die sich in einer Institution (Ausbildungsinstitut; Krankenhausstation) eingebürgert haben.

Weiterführende Literatur: Wöller/Kruse 2010 S. 42–52

Weiter oben wurden bereits einige Perspektiven und Paradigmen vorgestellt:

- Konflikttheorie und Konfliktdynamik
- Abwehrmechanismen und Musterbildung
- Traumaperspektive
- aktuelle Beziehungsgestaltung einschließlich Übertragung und Gegenübertragung in der Therapie.

Es sind noch viele weitere Perspektiven denkbar, unter anderem

- die Strukturperspektive,
- die Ressourcenperspektive,
- die psychosomatische Perspektive,
- die neurobiologische Perspektive,
- die „Modi“ nach Stavros Mentzos, die möglicherweise auch nur wieder Muster oder Schemata sind
- die kognitiv-behaviorale Perspektive,
- das „Szenische Verstehen“ nach Lorenzer,

- die Bedürfnisperspektive,
- die genetische Perspektive
- und eine integrative Perspektive.

Diese unterschiedlichen Blickweisen auf den Menschen werden im Folgenden kurz vorgestellt.

Ich beginne mit der Strukturperspektive, weil sie mit die wichtigste und gebräuchlichste ist.

Hinweis: Der Leser erhält im folgenden Kapitel eine Reihe von Tabellen, in denen er Formulierungshilfen findet.

11.1 Strukturperspektive

Sie erinnern sich? In Punkt 4 des Antragsberichts wird nach der „strukturellen Ebene" gefragt. Es wird davon ausgegangen, dass das Ich strukturelle Einschränkungen aufweist, die Bedeutung haben für die aktuelle psychische Erkrankung.

Die Strukturperspektive betrachtet die psychische Struktur eines Patienten oder Menschen

- als Charakterstruktur oder
- als Ich-Struktur.

Definition Charakterstruktur: Es handelt sich um ein Gefüge von längerfristigen Charakterzügen, die sich zu spezifischen Charakterorientierungen kombinieren. In der dynamischen Psychologie bezeichnet der Begriff Charakter einen Typus im Erleben und Verhalten sowie ein individuelles Muster von vorherrschenden Abwehrmechanismen.

Definition Ich-Struktur: Sinngefüge der Strukturteile des handelnden und denkenden Ichs und seiner Fähigkeiten. Verschiedene Autoren haben unterschiedliche Gliederungen der Strukturbestandteile des Ich formuliert. Dazu zählen (unter anderem) die Fähigkeit (oder Unfähigkeit) zur Selbstwahrnehmung, zur Selbststeuerung, zur Abwehr (reife Abwehrmechanismen), zur Objektwahrnehmung, zur Kommunikation und zur Bindung.

Die Strukturperspektive ist eigentlich ein (Entwicklungs-)Defizitmodell. Dieses Modell geht von einer Störung in der frühkindlichen Entwicklung aus, weswegen von „frühen Störungen“ gesprochen wird. Die Repräsentanzen und die Ich-Funktionen konnten nicht differenziert und stabil ausgebildet werden, da der Patient nicht in einer vertrauensgebenden Beziehung aufwuchs (das überschneidet sich wiederum stark mit der Beziehungs- und Bindungsperspektive). Die Folgen sind äußerst vielfältig und reichen von einer ungenügenden Nähe-Distanz-Regulation über mangelnde Selbstständigkeit, Minderwertigkeitsgefühle, Vertrauensverluste und Hemmungen bis hin zu wahnhaften Vorstellungen.

11.1.1 Die Charakterstruktur

Charakter wird hier definiert als zeitlich überdauernde psychische Struktur. So sprechen wir von narzisstischen, schizoiden, depressiven, zwanghaften und hysterischen Charakterstrukturen. „Charakter“ ist nur undeutlich vom „Persönlichkeitsstil“ und von der „Persönlichkeitsstörung“ abzugrenzen. „Struktur“ und „Stil“ sind nicht pathologisch, können aber den Weg hin zu einer manifesten Störung bahnen.

Charakterstrukturen stellen diagnostische Kategorien bereit, aus denen sich Konflikt- und Trauma-Verarbeitungen sowie die Übertragungs- und Gegenübertragungs-Dynamik besser verstehen lassen. Sie geben Hinweise darauf, durch welche Brille hindurch der Patient auch die Interaktionen und Interventionen des Therapeuten betrachtet und erlebt. Gegenüber den Patienten ist es manchmal sinnvoll, von „Persönlichkeitsprofil“ statt von „Persönlichkeitsstörung“ zu sprechen, um ihn nicht zu erschrecken. Praktisch relevant ist es, zwischen Persönlichkeitsstil und Persönlichkeitsstörung zu unterscheiden; ein „Stil“ ist eine bestimmte, nichtpathologische Ausformung des Charakters, während eine „Störung“ den freien Lebensvollzug einschränkt.

Tabelle 16: Übersicht über Charakterstrukturen (nach Leichsenring)

Struktur	Vorherrschende Abwehrmechanismen	Erleben und Verhalten
depressiv (orale Phase)	Wendung der Aggression gegen das Selbst, Reaktionsbil-	Abhängigkeit von anderen Menschen, Passivität, Min-

	dung, Introjektion	derwertigkeitsgefühle
schizoid (frühe orale Phase)	Sublimation, Rationalisierung, Intellektualisierung, Affektisolierung	Distanzbedürfnis, Angst vor Nähe
zwanghaft (anale Phase)	Reaktionsbildung, Rationalisierung, Affektisolierung	Kontrollbedürfnis, Genauigkeit, Sparsamkeit, Eigensinn
hysterisch/histrionisch (ödipale Phase)	Verdrängung, Verleugnung, Konversion	Geltungsbedürfnis, sexualisiertes Verhalten, Übertreibung
narzisstisch (frühe orale Phase)	Spaltung, Idealisierung und Entwertung, Verleugnung, projektive Identifikation	Übersteigertes Machtbedürfnis und Selbstwertgefühl, Entwertung anderer Menschen

Quelle: Leichsenring 2006, S. 18.

Auch bei diesem Thema finden wir in der Literatur jeweils verschiedene Übersichten und Zusammenstellungen. Hier eine von Jungclaussen:

Tabelle 17: Übersicht über Charakterstrukturen (nach Jungclaussen)

Struktur	Vorherrschende Abwehrmechanismen	Erleben und Verhalten
phobisch	Projektion	Angst vor Kontrollverlust; Angstgefühl vor eigenen Handlungen; starke Überschneidung mit Zwanghaftigkeit und Ängstlichkeit
passiv-aggressiv	Projektion	Verweigerung, demonstratives Leiden, Torpedieren positiver Entwicklungen, Eigenbrötlertum,
abhängig	Idealisierung, Verleugnung, Abwehr eigener Impulse	Gescheiterte Autonomie, oft Suchtmittelgebrauch, Angewiesensein auf starke Helfer, Verharren in Schwachheit
ängstlich	Abwehr von Wut und Enttäuschung, Manipulation	Verwandt mit phobisch, angewiesen sein auf die Bestätigung

	anderer	anderer, unfähig zu Trennungen, Vermeidung von Veränderungen, ständig auf der Hut sein
paranoid	Projektion	Feindseligkeitserwartung, soziale Isolation, Scheitern von Freundschaften, Misstrauen
emotional-instabil	Projektion, Introjektion, Spaltung, Idealisierung/Entwertung	Stimmungsschwankungen, heftige Affekte, Kampf um eigenen Wert, Aggression und Autoaggression, Zerstörungszwang
pseudo-unabhängig	Verleugnung	Abwehr von Bindung und Bedürfnissen

Quelle: Jungclaussen 2013, S. 120f.

11.1.2 Unterschied Persönlichkeitsstil und Persönlichkeitsstörung

Für den Antrag ist es wichtig, Persönlichkeitsstile von Persönlichkeitsstörungen zu unterscheiden. Beide bedürfen unterschiedlicher Vorgehensweisen. Die Persönlichkeitsstörung ist schwerer zu behandeln als eine neurotische Störung mit einem eventuell ausgeprägten Persönlichkeitsstil.

Tabelle 18: Persönlichkeitsstörung versus Persönlichkeitsstil (-struktur)

Persönlichkeitsstörung	Persönlichkeitsstil
zwanghaft	sorgfältig-gewissenhafter Stil
schizoid	zurückhaltend-einzelgängerischer Stil
paranoid	misstrauisch-scharfsinniger Stil
histrionisch	expressiver, selbstdarstellender Stil
dissozial	abenteuerlich-risikofreudiger Stil
passiv-aggressiv	kritisch-lässiger Stil
abhängig (dependent)	anhänglich-loyaler Stil
ängstlich (selbstunsicher)	selbstkritisch-vorsichtiger Stil
Borderline	spontan-sprunghafter Stil

narzisstisch	ehrgeiziger und selbstbewusster Stil
masochistisch (selbstschädigend)	aufopfernder Stil
sadistisch	aggressiver Stil

Quelle: Persönlichkeitsstörungen und Persönlichkeitsstile nach Oldham & Morris 1992; Fiedler 2000

Der Persönlichkeitsstil ist sozusagen die leichte oder harmlose Variante einer Persönlichkeitsstörung. Eine Liste mit Persönlichkeits*stilen* bietet Boessmann auf seiner Internetseite http://kassenantrag.blogspot.de/2013/08/handout-zum-seminar-bericht-den.html.

Ein anderes Wort für Persönlichkeitsstil ist „Persönlichkeitsakzentuierung".

Tabelle 19: Persönlichkeitsakzentuierungen nach Beck & Freeman

Störung	Überentwickelte Strategie	Unterentwickelte Strategie
selbstunsicher	Soziale Verletzbarkeit, Vermeidung, Hemmung	Selbstbehauptung, Geselligkeit
dependent	Hilfesuchendes Verhalten, Anhänglichkeit	Selbständigkeit, Mobilität
passiv-aggressiv	Autonomie, Widerstand, Passivität, Sabotage	Intimität, Selbstsicherheit, Aktivität, Kooperation
zwanghaft	Kontrolle, Verantwortung, Systematisierung	Spontaneität, Ausgelassenheit
antisozial	Kampflust, ausbeuterisches Verhalten, Raubverhalten	Empathie, Gegenseitigkeit, soziales Verhalten
narzisstisch	Selbstverherrlichung, Konkurrenzverhalten	Teilen, Gruppenidentifizierung
histrionisch	Expressivität, impressionistisches Denken	Reflexion, Kontrolle, Systematisierung

schizoid	Autonomie, Isolation	Intimität, Gegenseitigkeit
paranoid	Wachsamkeit, Misstrauen, Argwohn	Gelassenheit, Vertrauen, Anerkennung

Quelle: Beck/Freeman 1993, S. 37, Tabelle 3.1

ICD-10 kodiert eine Reihe von Persönlichkei*tsstörungen* (PS), wie in der folgenden Tabelle ersichtlich:

Tabelle 20: Persönlichkeitsstörungen nach ICD-10

Codierung	**Bezeichnung**	**Symptomatik**
F60.0	Paranoide PS	Menschen mit paranoider PS zeichnen sich durch misstrauisches, nachtragendes und selbstbezogenes Verhallen, eine übertriebene Empfindlichkeit gegenüber Zurückweisung und ein streitsüchtiges Bestehen auf die eigenen Rechte aus
F60.1	Schizoide PS	Personen mit schizoider PS sind wenig interessiert an sozialen Beziehungen und zeigen sich emotional kühl und distanziert. Sie führen i. d. R. ein einzelgängerisches und zurückgezogenes Leben und haben eine mangelnde Sensibilität im Erkennen sowie Befolgen allgemeiner gesellschaftlicher Regeln
F60.2	Dissoziale PS	Die dissoziale PS zeichnet sich durch mangelndes Mitgefühl und Schuldbewusstsein sowie durch Missachtung sozialer Normen und Regeln aus. Die Betroffenen können zwischenmenschliche Beziehungen nicht aufrechterhalten, zeigen eine niedrige Frustrationstoleranz sowie eine niedrige Schwelle für aggressives oder gewalttätiges Verhalten. Vordergründig geht es um

		die Befriedigung der eigenen Bedürfnisse
F60.3x	Emotional instabile PS	Menschen mir emotional instabiler PS tendieren dazu, impulsiv und ohne Berücksichtigung von Konsequenzen zu handeln, was sich auch in gewalttätigem Verhalten äußern kann. Die Stimmung ist launisch und unvorhersehbar mit Neigung zu Streit und Wutausbrüchen. Es werden zwei Erscheinungsformen spezifiziert:
F60.30	Impulsiver Typ	emotionale Instabilität sowie mangelnde Impulskontrolle. Die Ausbrüche erfolgen oftmals als Reaktion auf Kritik
F60.31	Borderline-Typ	Neben Kennzeichen emotionaler Instabilität und mangelnder Impulskontrolle sind den Betroffenen meist das eigene Selbstbild, Ziele oder auch innere Präferenzen unklar. Es besteht ein chronisches Gefühl der inneren Leere mit oftmals selbstverletzendem und suizidalem Verhalten. Personen mit Borderline-PS neigen zu intensiven, aber instabilen zwischenmenschlichen Beziehungen bei gleichzeitig massiver Angst vor dem Verlassenwerden
F60.4	Histrionische PS	Personen mit histrionischer PS neigen zu Dramatisierung, Selbstinszenierung und Egozentrismus. Sie haben ein andauerndes Verlangen nach Anerkennung und sind leicht beeinflussbar. Ihre Affektivität ist oftmals theatralisch, übertrieben und oberflächlich.
F60.5	Anankastische (zwanghafte) PS	Bei Personen mit anankastischer PS prägen die ständige Beschäftigung mit Details, der ausgeprägte Perfektionismus sowie eine übermäßige Pedanterie das Krankheitsbild. Das rigide und eigensinnige Denken wird

		durch übermäßige Zweifel und Vorsicht sowie durch übertriebene Gewissenhaftigkeit und Leistungsbezogenheit beherrscht
F60.6	Ängstliche (vermeidende) PS	Die ängstliche PS ist durch andauernde Gefühle von Anspannung und Besorgnis sowie Unsicherheit und Minderwertigkeit gekennzeichnet. Es besteht die übertriebene Sorge, in sozialen Situationen abgelehnt zu werden. Soziale Kontakte und Aktivitäten werden daher vermieden
F60.7	Abhängige (asthenische) PS	Menschen mit abhängiger PS ordnen ihre eigenen Wünsche und Bedürfnisse denen anderer Personen unter und können Entscheidungen nicht oder kaum alleine treffen. Sie haben große Angst davor, auf sich selbst angewiesen zu sein, und vermeiden daher jede Form von Konflikt durch Unterordnung
F60.8	Sonstige spezifische PS	Die sonstige spezifische PS beschreibt näher bezeichnete PS (z. B. nazistische PS, passiv-aggressive PS), für die keine der anderen Kategorien zutreffend ist
F60.9	nicht näher bezeichnete PS	Hierunter werden nicht näher bezeichnete PS subsummiert
F61.0	Kombinierte PS	Es liegen zwar Merkmale mehrerer F60-Störungen vor, es besteht jedoch kein vorherrschendes Symptombild zur Vergabe einer spezifischen PS

Quelle: Spezifische Persönlichkeitsstörungen (PS) nach ICD-10 GM (WHO, 2008)

11.1.3 Die Ich-Struktur

Ein zweiter Aspekt des Strukturbegriffs bezieht sich auf die funktionale Betrachtung: Wie arbeitet das Ich des Patienten in der Regulation des Selbst und in der Regulation seine Beziehungen?

Diese Sichtweise eröffnete neue Perspektiven, dazu gehören der Entwicklungsgedanke, die Berücksichtigung einer normalen oder „gesunden" Entwicklung und die Suche nach angeborenen Ich-Funktionen. Die tiefenpsychologische Ich-Psychologie öffnete die Tore zur Objektbeziehungstheorie, zur Pädagogik und zur Kleinkindbeobachtung.

Im Laufe der Zeit wurden immer mehr Ich-Funktionen benannt: Realitätsprüfung, Urteilen und Werten, Regulation und Kontrolle von Impulsen und Emotionen, Beziehungsaufnahme und -gestaltung, Denken einschließlich Sprache, Verwertung von Gedächtnisinhalten, Regression (Träumen und Fantasieren), Abwehr von Verstimmungen, Selbstmotivierung, Konfliktbewältigung und viele mehr. Der Patient wurde jetzt unter ich-strukturellen Gesichtspunkten betrachtet und es wurde möglich, Störungen in den Funktionen des Ichs genauer zu beschreiben. Welche der Ich-Funktionen des Patienten sind gut ausgebildet, welche sind verkümmert? Welche Ressourcen zur Lösung von Problemen stehen ihm zur Verfügung, welche müssten verstärkt, welche ausgebaut werden?

Heute gehören die Ich-Psychologien zum festen Bestandteil der Tiefenpsychologie. Sie sind der Ursprung für viele moderne Theorien, wie beispielsweise die Kognitionspsychologie, die sich mit zumeist bewussten Funktionen auseinandersetzt, die gezielt trainiert und gefördert werden sollen. Der systematische Aufbau von verkümmerten Ich-Funktionen und die Stärkung gesunder Ich-Funktionen ergänzen das „Bewusstmachen des Unbewussten".

Einige frühe ich-psychologische Thesen sind widerlegt worden. Hauptsächlich die psychoanalytischen Vorstellungen vom Säugling als Autist, als Parasit an der Mutterbrust und als Teil einer Mutter-Kind-Symbiose – wie sie etwa von Margaret Mahler vertreten wurden – wurden durch die Säuglings- und Kleinkindforschung überholt. Als nicht haltbar erwies sich die frühe Annahme, alle Neurosen seien auf eine Störung der Ich-Entwicklung in den ersten 18 Monaten zurückzuführen.

Ich-Struktur-Psychologie ist zunächst Phänomenologie: Tatsächlich sagt die Beobachtung und Beschreibung von Ich-Funktionsdefiziten noch nichts über eventuell zugrundeliegende Konflikte oder Traumata aus. Jedes Funktionsdefizit kann Ausdruck eines hereditären Defizits, einer Schädigung bei der Geburt, eines einzelnen Traumas, einer chronischen Vernachlässigung, eines früheren oder eines aktuellen (ungelösten) Konflikts sein.

11.1.4 Strukturbestandteile

Eine schwache Ich-Struktur kann bei Bejahung einzelner der folgenden Aussagen vermutet werden:

- Ich raste aus, wenn ich nicht bekomme, was ich haben will.
- Ich kann starke Gefühle nicht aushalten.
- Ich kann öfters einen inneren Impuls nicht für mich behalten, auch wenn es unzweckmäßig oder unmoralisch ist.
- Ich verliere das Gefühl der Nähe eines geliebten Menschen, wenn dieser nicht unmittelbar für mich erreichbar ist.
- Ich kann mich nicht sozial integrieren.
- Ich gerate immer in Situationen, die mich an der Erfüllung meiner Wünsche hindern.
- Mich quälen innere Leere, Fühllosigkeit und das Versagen anderer.
- Ich hasse mich. Ich bin voller Mängel.

Quelle: http://www.wido-flachowsky.de/index.php?status=103 (November 2017)

Es gibt je nach Autor oder Schule unterschiedliche Listen von Strukturbestandteilen, die der Therapeut beachten kann. Die OPD schlägt unter anderem Folgendes vor (Wöller/Kruse 2010, S. 57):

Tabelle 21 Liste von Strukturbestandteilen (nach OPD)

- Differenziertheit der eigenen Affektivität,
- Breite des Spektrums der Gefühle,
- reife oder unreife Abwehrmaßnahmen,
- Konstanz des Selbstbildes,

- Qualität der Beziehungen zu wichtigen Personen,
- realistischer Einschätzung von Personen und Situationen,
- Wahrnehmung der Rechte der Anderen,
- Grad der Befriedigung von Bedürfnissen,
- Spannungsregulierung,
- Einfühlungsvermögen,
- Selbststeuerung von Affekten und Impulsen,
- Stabilität des Selbstwertgefühls,
- Realisation von Wünschen und Werten,
- Anerkennung der Selbstverantwortung,
- Frustrationstoleranz,
- Ausmaß von Schuld- und Schamgefühlen,
- Nähe-Distanz-Regulation ohne destruktive Impulse,
- Reichhaltigkeit des inneren Dialogs,
- Empathie und Einfühlungsvermögen,
- Sachlichkeit in der Kommunikation,
- Wahrnehmung körperlicher Signale,
- Grad des Mutes im Handeln und der Beziehungsaufnahme,
- Aushalten von Dissonanzen,
- Grad von Wärme und Zärtlichkeit in intimen Beziehungen,
- Stabilität des inneren Bildes vom Anderen auch bei Abwesenheit,
- Regelungsfähigkeit von Beziehungen,
- relative Angstfreiheit,
- Fähigkeit zum Alleinsein,
- Fähigkeit zur Selbstberuhigung,
- relative Konstanz der Gefühle zum Anderen,
- Fähigkeit, Hilfe zu organisieren und ohne Schuld anzunehmen.

- Die eingesetzten reifen Abwehrmechanismen schädigen nicht die wesentlichen Beziehungen zu anderen Menschen.

Leichsenring (2006) bietet folgende Tabelle für Strukturbestandteile nach OPD an:

Tabelle 22: Strukturbestandteile nach OPD (nach Leichsenring)

Selbstwahrnehmung	Fähigkeit zur Selbstreflexion, zur Gewinnung von Selbstbild und Identität, zur Introspektion und Differenzierung eigener Affekte; konstantes Selbstbild. Störung der Selbstwahrnehmung: Warnaffekte werden nicht wahrgenommen, keine Abwehrmaßnahmen möglich; diffuse Erregung, Spannung und Depression, ohne dass Auslöser erkannt wird; Überschwemmung mit unkontrollierbaren Affekten; widersprüchliche Selbstbilder bestehen nebeneinander.
Selbststeuerung	Fähigkeit, mit eigenen Bedürfnissen, Affekten und Selbstwertgefühlen steuernd umzugehen; Toleranz für Ambivalenzen und negative Affekte; Fähigkeit zur Impulssteuerung und zum Umsetzen eigener Wünsche; Unangenehmes kann als steuerndes Signal wahrgenommen werden. Störung: mangelnde Impulskontrolle; Impulskontrollverlust; geringe Frustrationstoleranz; mangelnde Gefühlswahrnehmung.
Abwehr	Fähigkeit, seelisches Gleichgewicht in inneren und äußeren Konflikten durch Verdrängung und Rationalisierung zu erhalten oder wiederherzustellen; Abwehr störender Impulse. Störung: primitive Abwehrformen (Idealisierung, Entwertung, Verleugnung, projektive Identifizierung); bedrohliche Selbstanteile werden in den Partner projiziert.
Objektwahrnehmung	Fähigkeit, zwischen innerer und äußerer Realität sicher zu unterscheiden; äußere Objekte ganzheitlich, kohärent, mit eigenen Rechten und Absichten wahrzunehmen; Empathiefähigkeit; Störung: Gegenüber wird in grob verzerrender Form nur teilweise wahrgenommen; er wird zum Reizschutz missbraucht, zur Selbststabilisierung, zur Spannungsregulierung; Wahrnehmung des Ge-

	genüber als nur gut oder nur schlecht; keine Einfühlung in Schwächen und Sorgen des Anderen; starke Entwertung des Anderen, wenn Wünsche nicht erfüllt werden, ohne Anerkennung von dessen Wünschen.
Objektbeziehung	Wichtige Beziehungen werden geschützt; Fähigkeit zur Abgrenzung von problematischen Beziehungen; Störung: Gefährdung zentraler Beziehungen durch destruktive Impulsivität, welche als gerechtfertigte Reaktion angesehen wird.
Kommunikation	Nach außen: Fähigkeit, sich empathisch auf andere auszurichten und sich ihnen mitzuteilen; affektive Signale des anderen verstehen; eigene Interessen aufrechterhalten und andere angemessen berücksichtigen; angemessene Emotionsmitteilung; Konflikte können ausgehalten werden. Nach innen: Emotionen erleben; Erlebnisräume erweitern durch Fantasie; realitätsgerechter Körperbezug; Führen innerer Dialoge. Störung: Unfähigkeit zum Verstehen fremder Affekte und Gefühle; Gefühlsambivalenz wird nicht ausgehalten; Konflikte können nicht eingegrenzt werden; Distanzlosigkeit; unbewusste Manipulation des Anderen aus Schwäche und Unvermögen.
Bindung	Fähigkeit, innere Repräsentanzen des anderen zu errichten und längerfristig affektiv zu besetzen (Objektinternalisierung, Objektkonstanz); Fähigkeit zu variablen Bindungen; Wechsel von Bindung und Lösung; Interaktionsregeln zum Schutz der Bindung entwickeln; Hilfe annehmen. Störung: Fehlende Objektkonstanz; starkes Schwanken zwischen Liebe und Hass, Nähe und Distanz; Ambivalenz wird nicht ertragen; keine Verinnerlichung beschützender, tröstender und wertschätzender Objekte; Hilfe von anderen kann nicht angenommen werden.

Quelle: Leichsenring 2006, S. 17, ergänzt durch einige Definitionen in OPD-2, die Leichsenring nicht berücksichtigt. Ergänzt ferner durch Wöller/Kruse 2010, S. 66-68.

11.1.5 Gestörte Strukturbestandteile

Wie so häufig finden wir auch beim Thema Struktur unterschiedliche Ordnungsversuche. Die obige Tabelle von Leichsenring beschreibt für eine Reihe von seelischen Fähigkeiten die gesunde und die gestörte Variante. Die folgende Tabelle von Rudolf (2006) konzentriert sich auf die Beschreibung der Störungen. Auch hier kann der Therapeut nachschlagen, was eventuell auf seinen Patienten zutrifft.

Tabelle 23: Beschreibung gestörter Strukturbestandteile (nach Rudolf)

I. Kognitive Ebene
Das Selbst wahrnehmen
1.1 Selbstreflexion beeinträchtigt. Patient hat Mühe, seine Person und deren Innenvorgänge wahrzunehmen und in Worte zu fassen.
1.2 Eingeschränkte Affektdifferenzierung. Die eigene emotionale Situation kann in der Eigenwahrnehmung nicht deutlich geklärt werden.
1.3 Unsicheres Gefühl der eigenen Identität Es ist für den Patienten schwierig, ein Gefühl der Kontinuität und Kohärenz des eigenen Selbst als ein Gefühl der Identität zu erleben.
Die Objekte wahrnehmen
1.4 Eingeschränkte Selbst-Objekt-Differenzierung: Es fällt dem Patienten schwer, Gedanken, Bedürfnisse und Impulse anderer sicher von seinen eigenen zu unterscheiden.
1.5 Eingeschränkte ganzheitliche Objektwahrnehmung: Andere können in ihren unterschiedlichen, erwünschten und unerwünschten Aspekten und in ihren Widersprüchen nicht wahrgenommen werden.
1.6 Eingeschränkte realistische Objektwahrnehmung: Andere Menschen oder die äußere Realität schlechthin können nicht realistisch, d. h. unabhängig von eigenen Projektionen, Wünschen und Ängsten wahrgenommen werden.
II. Regulative Ebene
Das Selbst regulieren
2.1 Eingeschränkte Impulssteuerung: Handlungsimpulse, vor allem aggressiver Art, können nicht gut gesteuert werden.
2.2 Affektregulierung: Heftige eigene Affekte können nicht ertragen und schwer reguliert

werden.

2.3 Eingeschränkte Selbstwertregulierung: Es besteht eine hohe Kränkbarkeit und die Schwierigkeit, den in Frage gestellten Selbstwert wiederzugewinnen.

Den Bezug zu den Objekten regulieren

2.4 Eingeschränkte Fähigkeit, Beziehungen zu schützen: Aufgrund von vorwiegender interpersoneller Abwehr können Beziehungen nicht vor eigenen störenden und destruktiven Impulsen geschützt werden.

2.5 Eingeschränkter Interessenausgleich: Es ist in Beziehungen schwer möglich, die eigenen Interessen aufrechtzuerhalten und die Interessen anderer angemessen zu berücksichtigen.

2.6 Eingeschränkte Antizipation: Es ist nicht möglich, die zu erwartenden Reaktionen anderer zu antizipieren.

III. Emotionale Ebene

Emotionale Kommunikation nach innen

3.1 Eingeschränkte Affektgenerierung: Dem Patienten sind bestimmte Affekte nicht verfügbar und können auch mimisch und sprachlich nicht ausgedrückt werden.

3.2 Eingeschränkte Fantasietätigkeit: Es ist dem Patienten schwer möglich, Fantasien zu entwerfen und sie handlungsvorbereitend zu nutzen.

3.3 Eingeschränktes Körperselbst: Die emotionale Wahrnehmung des eigenen Körpers und dessen emotionale Lebendigkeit sind eingeschränkt.

Emotionale Kommunikation mit anderen

3.4 Eingeschränkte Kontaktfähigkeit: Es fällt schwer, anderen gegenüber Gefühle zuzulassen, Besetzungen zu wagen und ein Wir-Gefühl (Reziprozität) anzustreben.

3.5 Eingeschränkter Affektausdruck: Es fällt schwer, eigene Affekte für andere deutlich erkennbar auszudrücken und sich von den Affekten anderer erreichen zu lassen.

3.6 Eingeschränkte Empathiefähigkeit: Es fällt schwer, sich in die Innenwelt eines anderen hineinzuversetzen und die Situation aus seiner Perspektive zu betrachten.

IV. Bindungsebene

An innere Objekte gebunden sein

4.1 Eingeschränkte Internalisierung: Es fällt schwer, positive Beziehungserfahrungen zu

bewahren und prosoziale objektbezogene Affekte aufzubauen. 4.2 Fehlende positive Introjekte: Es fehlen positive innere Beziehungserfahrungen, mit deren Hilfe jemand sich beruhigen, trösten und schützen kann. 4.3 Eingeschränkte Variabilität der Bindung: Die inneren Objektqualitäten sind stereotyp. An äußere Objekte gebunden sein 4.4 Eingeschränkte Bindungsfähigkeit: Es fällt schwer, sich emotional an andere zu binden und ihnen gegenüber Dankbarkeit, Fürsorge oder Schuld zu erleben. 4.5 Unfähigkeit, Hilfe anzunehmen: Es fällt schwer, die Unterstützung, Anleitung oder Entschuldigung von anderen anzunehmen. 4.6 Eingeschränkte Unabhängigkeit: Es fällt schwer, Abschiede zuzulassen und sich notfalls von wichtigen Anderen zu lösen.

Quelle: Rudolf 2006, S. 60-61. Als eigentliche Quelle siehe Kapitel „OPD-2 Strukturcheckliste" in: Arbeitskreis OPD 2006, S. 432-440

11.1.6 Unterschied strukturelle Störung – neurotische Störung

Für den Bericht ist es wichtig, eine neurotische Störung von der strukturellen Störung zu unterscheiden. Die folgende Tabelle hilft dabei.

Tabelle 24: Strukturelle Störung im Vergleich zur neurotischen Störung

Strukturelle Störung	Neurotische Störung
Das passiv Erfahrene kann emotional nicht ertragen werden (strukturell beeinträchtigte Regulation) = **interpersonelles Problem**	Aktive Wünsche, Bedürfnisse, Impulse können aus inneren (neurotischen) Gründen nicht realisiert werden (neurotisch blockierte Eigenaktivität) = **intrapsychisches Problem**
• eingeschränkte Verfügbarkeit über jene Funktionen, die zur Regulation des Selbst und seiner Beziehungen	• Zweifel an der eigenen Kompetenz und Berechtigung (zu tun oder zu sein), • konflikthaft widersprüchliche Hand-

erforderlich sind, • sich selbst und andere kognitiv differenzieren zu können, • sich selbst, sein Handeln, Fühlen und den Selbstwert steuern zu können, sich selbst und die anderen emotional verstehen zu können, zu anderen in emotionalen Kontakt zu treten, • emotional wichtige Beziehungen innerlich zu bewahren, • sich selbst im Gleichgewicht zu halten und eine Orientierung zu finden. • Emotionen können nicht ausreichend mimisch und sprachlich zum Ausdruck gebracht werden, empathisch und situativ verstanden werden, gesteuert und ertragen werden; • sich selbst, die Welt, die Objekte, die Situation emotional nicht verstehen können, • von Affekten und Impulsen überflutet werden/affektiv erstarren, • sich von anderen abgeschnitten oder mit ihnen verwickelt fühlen, sich innerlich nicht auf positive Erfahrungen stützen können, sich selbst verlieren und ohne Orientierung sein, • Notwendigkeit von Gegenmaßnahmen, welche stimulieren, beruhigen, strukturieren (Selbstverletzung,	lungsmotive führen zu Spannungs- und Unlustzuständen, • negative Affekte der ängstlichen Angespanntheit, des resignativen Zweifels, der Selbstunsicherheit und der körperlichen Missempfindung, • die Unzufriedenheit bleibt wesentlich auf die eigene Person gerichtet, • den Objekten gelten traurige Enttäuschung und latente Wut, • blockierte Handlungsfähigkeit, • unerfüllte objektgerichtete Bedürfnisse, • Widersprüchlichkeit von Handlungsimpulsen, • negative Objektbilder (versagend, zurückweisend, entwertend, beschämend etc.), • negative Affekte, ausgelöst durch die erlebten Einstellungen der Objekte (Angst, Scham, Schuld, Ärger, Verlust von Freude /Stolz), • negative Selbstbewertungen, ausgelöst durch die erlebte Einstellung der Objekte (Zweifel am Selbstwert und an der Handlungskompetenz), • neurotische Bewältigungsmuster (histrionisch, zwanghaft, dependent etc.), • negative Zukunftserwartung, • dysfunktionale Beziehungsbereitschaft/Übertragungsbereitschaft (Rückzug, Unterordnung, Opferposition, Präventivaggression etc.).

Essanfall, Suchtmittel etc.). • Intensives, nicht zu erfüllendes Angewiesensein auf die Bestätigung anderer. • Wenn nicht, droht Beziehungsabbruch. • Reaktion: emotionale Überflutung mit Verzweiflung, Schmerz, Empörung, Selbstschädigung, Sucht,Gewalt.	• Reaktion: Angst, Scham, Schuld, Ärger (objektbezogene Reaktionen), Anpassung, Auflehnung, Abwehr.

Quelle: Rudolf 2006, S. 48-50

11.1.7 Strukturniveau

Die Einteilung des Strukturniveaus erfolgt anhand von Polaritäten, die an Ich-Funktionen angelegt werden. Die Polaritäten sind

- unreif – reif,
- präödipal – ödipal,
- gute Integration – Desintegration oder
- undifferenziert – differenziert.

Die Einschätzung des Strukturniveaus ist von Bedeutung für die Wahl des therapeutischen Vorgehens und die Prognose des Behandlungserfolgs. Das Strukturniveau gibt Hinweise darauf, wie man am besten mit den Patienten spricht und was man ihm zumuten kann. Es gibt auch ein Hinweis darauf, was der Patient noch kann und welche reifen Rest-Strukturen als Unterstützer für den Besserungsprozess herangezogen werden können. Hinweise auf das Strukturniveau ergeben sich von praktisch überall her:

- aus der Art der biografischen Erzählung,
- aus der Gestaltung der Beziehung zum Therapeuten,
- aus der Schilderung von frühen und aktuellen Beziehungen,

- aus der Art der Bewältigung von Schwellensituationen,
- aus der Art der Bewältigung von Konflikten,
- aus der Einschätzung der eigenen Person

und vielem mehr. Dieses ist eine der Gelegenheiten, wo der Therapeut seine Erfahrung und seine Empfindung (Gegenübertragung) voll einsetzen kann.

In OPD-2 werden diese Strukturmerkmale in vier Klassen bzw. Niveaus – von „gut integriert" bis „desintegriert" – eingeteilt.

Tabelle 25: Die vier Strukturniveaus nach Rudolf und OPD

Strukturniveau gut integriert

Es gibt Nähe zu den Objekten und Möglichkeiten der Distanzregulierung; Sicherheit und Versorgung werden erlebt; es gibt ein autonomes Selbst mit der Erfahrung psychosexueller und sozialer Identität. Es gibt die Möglichkeit, konflikthafte Erfahrungen intrapsychisch durchzuspielen (psychischer Binnenraum); es bestehen normative Instanzen, die Maßstäbe setzen; es gibt Steuerungsmöglichkeiten, die Konflikte intrapsychisch halten.

zugehörige Angst: Angst um die Gefährdung der Beziehung zwischen Selbst und Objekt; Angst vor Verlust der Liebe des Objekts; Angst um die eigene psychosexuelle soziale Identität; Angst vor Beschädigung, Bestrafung, Zurückweisung.

Strukturniveau mäßig integriert

Die Erfahrung von Nähe, Bindung, Autonomie, Identität ist nur eingeschränkt möglich. Die entsprechenden Bedürfnisse sind heftig, die Konflikte sind scharf, die Steuerung ist schwierig. Das Selbst ist bedürftig und kränkbar. Es besteht Tendenz zur Selbstentwertung. Die Objekte, die das Gute gewähren könnten, entziehen sich, fordern und strafen. Konflikte können nur mit Mühe intrapsychisch gehalten werden und brechen ins Interpersonelle durch.

zugehörige Angst: Angst vor den eigenen heftigen Impulsen (Gier, Hass, Neid); Angst vor Verlust der Kontrolle und Steuerung; Angst, von dem gewährenden Objekt verlassen zu werden, das Objekt zu verlieren; Angst vor Beschämung und Beschuldigung.

Strukturniveau gering integriert

Die positive Erfahrung von Nähe, Bindung, Autonomie, Identität wird nicht gemacht, entsprechende negative Aspekte stehen im Vordergrund. Die Objekte erscheinen zerstörend, verfolgend, nur böse (oder als Sehnsuchtsobjekte ideal gut). Das Selbst ist sehr bedürftig, sehr kränkbar, sehr impulsiv. Das Selbst entwickelt keine objektbezogenen Affekte, wenig Empathie, schwierige Kommunikationstechniken. Konflikte werden interpersonell erfahren.

zugehörige Angst: Angst vor den gnadenlosen Objekten, die verfolgen, quälen, zerstören (mangels Empathie); Angst vor der aggressiven Überwältigung und Auslöschung durch die gefährlichen Objekte; Angst vor dem auslöschenden Gekränktwerden; Angst vor der eigenen impulsiven Triebhaftigkeit (Aggressivität, Sexualität, Oralität).

Desintegriertes Strukturniveau

Das Selbst ist inkohärent, es wird von negativen Affektzuständen überflutet. Triebimpulse haben Partialtriebcharakter. Ausgeprägte Abwehrvorgänge der Dissoziation, Spaltung, Projektion regulieren Innenwelt und Außenwahrnehmung. Durch Identifikation mit partiellen Aspekten erhalten Selbst und Objekte ein scheinbar glattes Bild, Handlungen erfolgen in dissoziativen Bewusstseinszuständen. Gute innere Objekte sind nicht verfügbar. Empathische Objektwahrnehmung ist nicht möglich.

zugehörige Angst: Angst vor Selbstauflösung und Selbstverlust; Angst vor unheimlichen Objekten; Angst vor den eigenen Partialtrieben.

Quelle: Rudolf 2006, S. 63-64, Tab. 4-5 „Erfahrungen des Selbst auf unterschiedlichen Strukturniveaus", ferner Arbeitskreis OPD, 2., überarbeitete Auflage 2009, S. 432–440.

In den Gegenübertragungsgefühlen zeigen sich Strukturmängel des Patienten relativ rasch. Bei Therapeuten herrscht in der Regel ein freundlich-abwartendes Interesse vor. Bei Strukturmängeln fühlt sich der Therapeut schnell überfordert, verwirrt, instrumentalisiert oder manipuliert. Schnell oder verzögert entstehen aversiv-aggressive Reaktionen, z.B. das Bedürfnis, sich über den Patienten lustig zu machen, ihn ironisch zu kommentieren, ihn quälen zu wollen, ihn aufbrechen zu wollen, ihn paternalistisch führen zu wollen etc. (Wöller/Kruse 2010, S. 68).

11.1.8 Unterscheidung Konflikt und Struktur

Struktur und Konflikt sind zwei verschiedene Blickwinkel auf den Patienten, können aber manchmal durchaus miteinander kombiniert werden. Rudolf (2006) hat den Unterschied einmal plastisch in einer *Bühnen-Metapher* beschrieben.

Die Störung des Patienten müsse man sich wie eine Theateraufführung vorstellen. Wir sitzen im Zuschauerraum und beobachten das Geschehen. Auf der Bühne agieren die inneren Figuren des Patienten miteinander. Die Struktur des Patienten ist die Bühne selbst, die Bühne ist die Struktur. Ist diese in Ordnung, können wir dem Theaterstück um Konflikt und Neurose vielleicht folgen. Ist die Bühne beschädigt, wird man die handelnden Personen nicht verstehen können. Anders ausgedrückt: Je schwächer die Struktur des Patienten ist, desto weniger lässt sich der Konflikt erkennen. Im Fall einer strukturell bedingten Problematik wäre die Suche nach dem dramatischen neurotischen Geschehen erschwert. Bei Patienten mit Strukturdefizit muss also viel stärker an der Konstruktion einer stabilen Bühne gearbeitet werden (die Bühnenmetapher findet sich auch bei Jungclaussen 2013, S. 96).

Strukturbezogen wird dort gearbeitet, wo die Ich-Struktur des Patienten spürbare Defizite aufweist. Dies ist zum Beispiel bei den frühen Störungen und bei der Borderline-Störung nötig. Die konfliktbezogene Psychotherapie ist eher bei den reiferen Störungen angesagt, den so genannten Neurosen (Phobie, Zwänge, sexuelle Abweichungen, Anpassungsstörung, Depression, Unglücklichsein, nicht weiter wissen usw.).

Jungclaussen hält Konflikt und Struktur für die beiden Seiten einer Medaille (2013, S. 102). Letztlich handelt es sich um eine erkenntnistheoretische Frage: Was war zuerst da – Konflikt oder Struktur? Rudolf und OPD gehen davon aus, dass es zunächst einer rudimentären Struktur bedarf, auf der sich ein Konflikt bilden kann. Es gibt Mischformen, wenn Konflikte Strukturdefizite überdecken. Traumata können Strukturdefizite hervorrufen. Konflikt und Trauma können sich miteinander verschränken.

Hier ein Versuch, Konflikt- und Strukturstörung voneinander abzugrenzen:

Tabelle 26: Abgrenzung von Konflikt- und Strukturstörung

Neurotische (Konflikt-) Störung	Struktur- bzw. Persönlichkeitsstörung
leichte bis mittelschwere Störung	mittelschwere bis schwere Störung
umfangreiche Ich-Funktionen vorhanden	es fehlen grundlegende Ich-Funktionen wie Reflexion und Versprachlichung, eingeschränkte Affektregulierung
reflektierend	eher agierend

verlässliche Pat.-Therapeuten-Beziehung	ständige Testung der Verlässlichkeit der Beziehung
Pat. ist belastbar, Deutungen sind möglich	Therapeut muss ständig stützen, bestätigen und ermutigen; leichte Irritierbarkeit des Pat.
Regression möglich, evtl. gewünscht	Regression muss vermieden werden
offene Therapie	starke Strukturierung nötig (Suizidalität!)
Zuverlässigkeit	Einhegung selbstschädigenden Verhaltens
ambulant	evtl. erst stationäre Beruhigung
freundlich-wohlwollende Gegenübertragung	angespannte, ablehnende Gegenübertragung

11.2 Ressourcenperspektive

Der Patient hat nicht nur Probleme und Störungen, sondern in fast allen Fällen auch noch Reste von oder sogar gut ausgebaute Problemlösungsfähigkeiten, die reaktiviert oder verstärkt werden können. Es sind nicht nur die (Struktur-)Defizite zu betrachten, sondern auch die Stärken. Dieses Thema geht über die Problemfelder Trauma, Konflikt und Struktur hinaus, spielt aber eine praktische Rolle in der Therapie. Dabei kommt es nicht auf die objektive Schwere der Probleme an, sondern auf die Gewichte, die die Probleme einerseits und die Bewältigungsressourcen andererseits auf die Waagschalen bringen. Einige Menschen brechen schon unter kleinen Belastungen zusammen, andere bewältigen auch große Herausforderungen, ohne psychisch zu dekompensieren.

Viele Phänomene der Therapie lassen sich also auch unter der Problem- und Ressourcenperspektive betrachten.

Im Therapieprozess würde es darauf ankommen, die inneren und äußeren Problembewältigungsfaktoren des Patienten zu eruieren und gegebenenfalls diese zu aktivieren. Das kann ein inneres Wappnen gegen problematische Anforderungen sein, ebenso wie die Ermutigung, außerhalb Hilfe zu holen. Die Fähigkeit, Hilfe zu organisieren und ohne Scham zeitweilig in Anspruch zu nehmen, fehlt vielen Psychotherapiepatienten. Hilfe zu organisieren ist Teil einer gesunden psychosozialen Kompetenz. Die Ressourcenaktivierung kann schon früh im Therapieprozess versucht werden und wirken, am ehesten durch eine konkrete Ermutigung.

Tabelle 27: Innere und äußere Bewältigungsressourcen

Persönliche (interne) Bewältigungsressourcen können sein:

- Partnerschaftszufriedenheit;
- gutes psychisches Befinden, z.B. Selbstvertrauen und Optimismus;
- eine hohe Selbstwirksamkeitserwartung und ein hohes Selbstwertgefühl;
- Wissen über Problemlösungsstrategien;
- Aktivität statt Rückzug;
- Muße statt Alkohol, Bewegung statt Fernsehen etc.;
- das kritische Auseinandersetzen mit Alternativen, das Abwägen und Erkunden verschiedener Möglichkeiten;
- das Aushalten von Widersprüchen.

Äußere (externe) Bewältigungsressourcen können sein:

- Unterstützung durch den Partner;
- eine als gerecht eingeschätzte Arbeitsteilung;
- materielle Ressourcen in Form eines ausreichenden Haushaltseinkommens, einer ausreichend großen Wohnung etc.;
- finanzielle Unterstützung von außen;
- ausreichende Unterstützung durch Familienmitglieder, Freunde, Berater, Kollegen, Chefs oder Hilfsorganisationen und andere soziale Beziehungen in Form von Mithilfe im Alltag, finanzielle Zuwendungen und Orientierungshilfen;
- ausreichende Handlungsspielräume.

Erste kleine Erfolge beim Problemlösen können das Selbstwertgefühl stärken und Hoffnung auf weitere Fortschritte machen. Der Fokus liegt auf Problembenennung und ihre Lösungen. Das ist schon nahe dran an einer Verhaltenstherapie. Der Schwerpunkt liegt in dieser Perspektive auf die Aktivierung der Selbstheilungskräfte und weniger auf der Analyse der Genese. Die Idee ist, dass an den Problemursachen – besonders wenn sie lange zurückliegen – nur noch wenig bis nichts geändert werden kann, und es hilfreicher ist, hier und jetzt alltagstaugliche und befriedigende Lösungen zu finden.

Wichtig ist allerdings, Patienten nicht zu schnell mit einem Ratschlag abzuspeisen. Im Großen und Ganzen ist die Problemaufdeckung und die Lösungsperspektive mit das hilfreichste und erfolgversprechendste therapeutische Vorgehen für den Patienten, ohne dass die übrigen Perspektiven vernachlässigt werden dürfen.

11.3 Psychosomatische Perspektive

Viele mentale Phänomene haben auch eine biologische Dimension, viele psychische Störungen gehen einher mit körperlichen Symptomen. Schocks, permanenter Ärger, chronische Überforderung und Selbstzweifel äußern sich in einer Fülle von mehr oder minder schweren körperlichen Beschwerden. Die Fülle der Kombinationen kann hier nicht dargestellt werden. Jedenfalls ergeben sich daraus neue und weitere Aufgaben für die Therapeuten, denn sie sollten die körperliche Seite des psychischen Geschehens immer mitbedenken und über die möglichen Zusammenhänge informiert sein. Konkret geht es um psychosomatisches Wissen. Die symptomübergreifende Perspektive erfordert die Zusammenarbeit mit den Ärzten, das Berücksichtigen somatischer Befunde zum Beispiel aus früheren Klinikaufenthalten und Überlegungen zur Medikation. Grundsätzlich gilt, dass etwa bei chronischen Kopfschmerzen, hartnäckiger Schlafstörung, Herzstechen und -rasen oder Schwindel eine körperliche Abklärung erfolgen muss. Einige Symptome im Zuge einer psychischen Störung dürfen und müssen in der Hand eines behandelnden Körpermediziners bleiben. Umgekehrt kann es vorkommen, dass Körpermediziner bei aller vertretbaren Diagnostik keine somatische Veränderung feststellen und dem Patienten raten, zum Psychologen zu gehen.

Auch hier sind die möglichen Kombinationen und Schwierigkeiten nicht gerade unendlich, aber doch ziemlich vielfältig. Ein echtes Problem ist die Angst vieler Patienten vor Medikamenten geworden, was eine notwendige therapieunterstützende Medikamenteneinnahme deutlich erschwert. Vergleichende Studien über die Effektivität von Psychotherapie oder Medikation als jeweils alleinige Maßnahme oder von beiden Ansätzen zusammen zeigen übereinstimmend, dass „Neurochem“ (Medikamente) und „Neuro-chat“ (Psychotherapie) einander zur optimalen Behandlungsform ergänzen. Beide Ansätze zugleich angewendet verstärken den positiven Effekt.

Wie der Geist ist der Körper in ständiger Bewegung. In einem Status der Gesundheit reguliert sich der Körper selbst im Sinne einer Homöostase. Die Selbstregulation kann unter Stress (was immer es konkret sein mag) wie auch im Normalzustand schleichend oder plötzlich entgleisen. Genauer gesagt stehen Botenstoffe nicht mehr im gewöhnlichen Umfange zur Verfügung, was organische Fehlfunktionen zur Folge hat. Die Wirkungen der verschiedenen im Körper aktiven Substanzen (wie Serotonin, Noradrenalin, Acetylcholin, CRH, DHEA, Oxytocin, Östrogen, Gestagen, Progesteron, Prolactin, Testosteron, Tryptophan, Dopamin, Kortisol, Cortison, Adrenalin, jodhaltigen Hormone, Insulin, Vitamine und Mineralien) sind erstaunlich vielschichtig und kompliziert. Ist im Körper das Hormongleichgewicht gestört, kann dies zu Krankheiten wie der Depression führen. Eine mögliche Ursache der Depression ist eine Störung des Hormonhaushalts in der Schilddrüse. Alle sinnvollen therapeutischen Maßnahmen haben die Normalisierung und Wiederherstellung des natürlichen hormonellen Gleichgewichts zum Ziel. Es leuchtet ein, dass dies auch über Medikamente versucht werden muss; bei schweren Depressionen ist eine alleinige gesprächsweise Psychotherapie sinnlos.

Eine der wichtigsten Botenstoffe sind Hormone der Schilddrüse. Schilddrüsenhormone haben Eigenschaften, welche die Psyche beeinflussen können. Eine Schilddrüsenunterfunktion kann wie eine Depression mit Reizbarkeit, Überforderungsgefühlen, Konzentrationsstörungen, erhöhte Ängstlichkeit und Schlafstörungen aussehen. Eine Schilddrüsenüberfunktion (Hyperthyreose) zeigt sich in Unruhe (Rastlosigkeit), Ungeduld (Reizbarkeit) und Wutausbrüchen schon bei kleinen Anlässen sowie Schlaflosigkeit. Bei Erkrankungen der Schilddrüse sind diese psychischen Symptome hormonell bedingt und kein Ausdruck einer psychischen Störung. Die Untersuchung der Schilddrüse vor Aufnahme einer Psychotherapie ist unbedingt angezeigt. Die Hormonsubstitution durch ein entsprechendes Medikament kann die Symptome der Wechseljahre rasch lindern. Ob dann noch eine Psychotherapie indiziert ist, muss eine weitere Befragung ergeben. Es ist also zu warnen vor einer voreiligen psychischen oder psychosomatischen Diagnose. Jedenfalls ist die Möglichkeit einer gar nicht so seltenen hormonellen Fehlfunktion ein weiteres Argument dafür, als Therapeut eng mit Körpermedizinern zusammen zu arbeiten.

Die Psychosomatik ist alles andere als eine gefestigte Disziplin. Wer hier behauptet, er wisse über Ursachen und Therapien Bescheid, liegt bereits falsch. Auch der Psychotherapeut darf sein Unwissen eingestehen. Nur ein Beispiel: Fibromyalgie. Ein Teil der Experten geht von einer noch unbekannten somatischen Verursachung aus, während andere behaupten, es handele sich um ein somatoformes Schmerz-syndrom. Die Einflussmöglichkeit der Psychotherapie ist hier begrenzt. Man kann für diese unglücklichen Patientinnen (in der Mehrzahl trifft es Frauen) kaum mehr tun, als sie in einer entlastenden Lebensführung zu unterstützen.

Literatur: Köhler 2013; Köhler 2010

11.4 Neurobiologische Perspektive

Ursachen psychischer Störungen können auch in der Funktionsweise der Gene, in der Beschaffenheit und im Stoffwechsel des Gehirns und im endokrinen System liegen. Psychische Störungen können auf veränderten bio-chemischen Prozessen beruhen. Der Begriff neurobiologisch ist dabei weit gefasst und schließt u. a. biochemische, anatomische, neuroendokrine, physiologische und genetische (Gen- und Proteom-) Ansätze ein. Mit einer Vielzahl teilweise neuer Methoden genetischer, neurophysiologischer, neuropharmakologischer, neuroendokrinologischer und neuroanatomischer Art wurden dabei vielfältige psychologische und psychopathologische Korrelate struktureller und funktioneller Störungen der Hirnaktivität nachgewiesen (Wittchen & Hoyer 2011, S. 12f.). Die Symptome einer Depression beispielsweise korrelieren mit einer gestörten Expression von 5-HTT-1a-Neuro-transmittern in bestimmten Hirnregionen. Die Behandlung besteht u.a. in der Gabe von serotonerg wirksamen Antidepressiva.

„Psychologie und Hirnforschung beziehen sich auf ganz unterschiedliche Analyseebenen; sie können daher nicht in Konkurrenz zueinander stehen. Vielmehr kann ihr Verhältnis – dort wo sich Berührungspunkte bieten – nur das einer Kooperation sein" (Fiedler et al. 2005, S. 59, zit. in Wittchen & Hoyer 2011, S. 13). Nach dem traditionellen psychodynamischen Modell sind die Ursachen psychischer Störungen primär intrapsychischer und nicht biologischer Natur. Dieses Modell ist zu eng geworden, wenn es nicht sogar falsch ist.

Wir sagten weiter oben, Versuchungen und Versagungen verhalten sich zu den verdrängten Wünschen und Konflikten wie der Schlüssel zum Schloss. „Aus hirnphysiologischer Sicht können wir das Wirken des konflikthaften Auslösers auch so verstehen, dass dieser im limbischen System diejenigen Lösungsmechanismen und emotional-kognitiven Schemata lostritt, mit denen man früher in der gleichen Situation umgegangen ist" (Jungclaussen 2013, S. 130).

Der Therapeut sollte offen sein für neurobiologische Modelle, doch viele (nicht alle) psychodynamischen Modellvorstellungen bleiben vorläufig gültig und praktikabel. Es ist unbestritten, dass sich die Aktivitätsinseln im Gehirn eines Depressiven oder einer Traumatisierten unter Psychotherapie verändern, aber es ist bis auf weiteres nicht möglich, gezielt in die Amygdala oder das limbische System einzugreifen, auf dass eine Verbesserung des psychischen Befindens erfolgt. Noch weniger kann man sich das beim Vorhandensein von Konflikten vorstellen. Hier ist nur denkbar, über mentale Fähigkeiten eine Lösung zu versuchen. Und welchen Vorteil hätte es für einen Patienten, wenn man ihm sagt, sein Schwierigkeiten liegen in der bindungstraumatisch verminderte präfrontale Modulation basaler limbischer Strukturen? Beziehungstheoretische Vorstellungen sind doch viel plausibler.

Stehen Tiefenpsychologie und Neurophysiologie im Widerspruch oder ergänzen sie sich? Das zwischenmenschliche Gespräch ist eine andere kategoriale Ebene als die Arbeit mit dem Hirnscanner. Erkenntnisse über die Arbeitsweise des Gehirns geben aber einige Hinweise, die für Tiefenpsychologen wichtig zu sein scheinen:

- Frühe neuronale Verbindungen prägen unser späteres Verhalten
- Die „infantile Amnesie" ist unvermeidlich
- Es gibt implizite Erfahrungen aus den ersten Lebensjahren, sogar intrauterin
- Träumen haben sie keine psychische Funktion, sondern sind Ergebnis autonomer neuronaler Aktivität
- Einige Störungen wie die Zwangserkrankung oder die Psychose haben vermutlich keine psychische Funktion, sondern resultieren aus der Überaktivität bestimmter neuronaler Bahnen

- Es gibt schnelle und langsame Veränderungen des Gehirns: schnell durch Traumata, langsam durch Gespräche, Einsicht, neue Erfahrungen usw.
- Das Gehirn verarbeitet Informationen u.a. nach vorhandenen Schemata und assoziativ, d.h. man kommt nur schwer aus den erworbenen Denk- und Gefühlsgleisen heraus. Das scheint mit der Grund für die lange Dauer von Therapien zu sein. Kurze Therapien können kurz sein, weil sie im Individuum offenbar auf neuronale Bereitschaften treffen, die leicht zu aktivieren sind. Die Therapiedauer ist offenbar nicht in das Belieben von Patient und Therapeut gestellt.

Literatur: Deneke 2013

11.5 „Modi" nach Stavros Mentzos

Mentzos beschreibt in seinem Buch *Lehrbuch der Psychodynamik. Die Funktion der Dysfunktionalität psychischer Störungen* (Göttingen 2009) ausführlich die möglichen verschiedenen Modi der Dilemmata-Verarbeitung: hysterischer Modus, zwangsneurotischer Modus, phobischer Modus, angstneurotischer Modus, hypochondrischer Modus, depressiver Modus, süchtiger Modus, perverser Modus, psychosomatischer Modus und psychotischer Modus. Ein Modus ist nicht mit bestimmten Konflikten oder Traumata verbunden. Den verzweifelten, gelähmten, resignierten, hyperaktiven oder ignoranten Modus beschreibt er nicht.

Mentzos' Grundhaltung ist *finalistisch*: Die Symptome, Kompromisse und Abwehrmechanismen sind angeblich auf einen Zweck oder ein bestimmtes Ziel hin ausgerichtet. Man könnte die Psychodiagnostik somit auch unterteilen in eine deterministische und ein finalistische Sichtweise, wie sie zwischen Freud und Adler ausgefochten wurde. Eine strikte Trennung ist aber Unsinn; Triebe sind auch finalistisch (Lustgewinn) und Symptome haben ihre Ursachen und Gründe. Letztlich ist das eine philosophische Frage.

Grundsätzlich geht Mentzos davon aus, dass der Patient nicht ein gestörtes, krankes und defizitäres Individuum ist, sondern ein lebendiger Mensch in einem für ihn unlösbaren Widerspruch auf der Basis anthropologischer bipolarer Antinomien. Diese einfühlsame und respektvolle Haltung ist sympathisch.

Andererseits ist fraglich, ob dysfunktionales Verhalten einen „Sinn" hat. Hier stellt sich die Frage nach dem Wollen und dem Können des Patienten. Kann er nicht oder will er nicht? Auch das ist eine philosophische Frage.

11.6 Kognitiv-behaviorale Perspektive

Neurosen und psychische Störungen können ebenso gut als kognitive und emotionale Fehlanpassungen auf der Grundlage einer nicht näher bekannten Vulnerabilität einerseits und erlernter, dysfunktionaler Schemata andererseits aufgefasst werden. Lernen am falschen Modell führt zu inadäquaten oder nicht ausreichenden Verhaltens- und Einstellungsmustern, was sich in kognitiven Prozessen (Aufmerksamkeit, Erinnern, Denkmuster, Attributionsmuster, Problemlösen) zeigt.

Diesem Modell liegen vor allem die Verhaltenstherapie und die kognitive Therapie zugrunde. Da auch in einer psychodynamischen Psychotherapie der Patient etwas lernen soll, hat fast jede tiefenpsychologisch-analytische Therapie verhaltenstherapeutische Anteile. Der Lernaspekt in der dynamischen Therapie besteht darin, dass neue Erkenntnisse und Einsichten in den alltäglichen Lebensvollzug übernommen werden sollen (siehe Wittchen & Hoyer 2011, S. 12). Nur die orthodoxe Psychoanalyse wehrte sich gegen die Einsicht, dass Veränderung auf Lernen beruht und sich in verändertem Verhalten (einschließlich Denken und Fühlen) zeigt. Lernen bezieht sich immer auf einigermaßen dauerhafte Veränderungen der Kompetenz.

Behavioristen (Watson, Skinner u. a.) waren und sind vor allem an den Mechanismen des Lernens interessiert. Das Lernmodell fragt danach, was der Patient in Laufe seines Lebens gelernt und erworben hat und welche Verhaltens- und Denkschemata daraus erwuchsen. Dieses Modell hängt eng zusammen mit der Konditionierung und wird folglich vor allem in der Verhaltenstherapie verwendet. Die Idee von der „erlernten Hilflosigkeit" (Martin Seligman) beispielsweise geht davon aus, dass man durch Erfahrung lernt, aber manchmal das Falsche und Dysfunktionale. Es gibt auch verfehlte, unzureichende oder unterbrochene Lernvorgänge. Die Therapie besteht in der Dekonditionierung und/oder Desensibilisierung. Die Verhaltenstherapie beschäftigt sich viel weniger mit der Entstehung (Ätiologie) von neurotischen Störungen als mit der Behandlung von Symptomen. Sie musste erkennen, dass die Konditionierung sehr schnell geht, das Verlernen aber sehr lange dauert.

Behavioristen und Lerntheoretiker sehen den Organismus weitgehend als Tabula rasa an, der erst durch seine Lernerfahrungen gebildet wird. Das unterscheidet sie fundamental von den Tiefenpsychologen. Mit dem kognitiven Modellansatz nähern sie sich aber schon seit geraumer Zeit an die Tiefenpsychologie an. Die Selbstwahrnehmung der Person und die Wahrnehmung ihrer Beziehungen und ihrer Umwelt gewinnen auch im behavioralen Ansatz an Bedeutung.

Unter den vielen möglichen kognitiven Faktoren, die das Verhalten einer Person leiten und fehlleiten können, sind z. B. die wahrgenommene Kontrolle über Ver-stärker, die Überzeugungen einer Person, kritische Situationen bewältigen zu können, und ihre Interpretation der Ereignisse, z. B. hinsichtlich situativer und persönlicher Einflussfaktoren. Im Hinblick auf die psychischen Störungen geht der kognitive Ansatz davon aus, dass diese das Resultat einer fehlerhaften Wahrnehmung von objektiven Situationswirklichkeiten und/oder fehlerhafter Schlussfolgerungen oder Problemlösungen sind. Die „kognitive Therapie" nach Timothy Aaron Beck (1967, Beck & Freeman 1990) hat großen Einfluss auf die Verhaltenstherapie.

Literatur: Hoffmann & Hochapfel 2009, S. 73–77; Wittchen & Hoyer 2011, S. 19.

11.7 Szenisches Verstehen nach Lorenzer

Nicht die Traumdeutung, das szenische Verstehen ist nach Lorenzer die *via regia* zum Unbewussten. Szenisches Verstehen behandelt sämtliche vom Patienten dargebotenen Materialien nach Analogie der Traumdeutung.

Erinnerungsspuren sind nach Lorenzer geronnene Interaktionserfahrungen. Und diese Interaktionserfahrungen sind, inhaltlich verstanden, Repräsentanzen von Situationen, d.h. szenische Modelle (Lorenzer 2006, S. 18). Alle Erinnerungsspuren beinhalten Momente komplexer situative Szenerien – vom intrauterinen Beginn an. Das psychoanalytische Erkennen sei das Verstehen von Szenen. „Konfliktuöse Beziehungen aber kulminieren in Szenen, verdeutlichen sich als Szene". Umgekehrt gefragt: bestehende Szenen nur aus konflikthaften Beziehungen? Aus Lorenzers Text lässt sich andeutungsweise erahnen, dass mit Szene auch das Zusammenspiel von Analytiker und Patient gemein sein könnte. Jedenfalls glaubt Lorenzer, dass der Analytiker die Erinnerungsspuren des Patienten wieder mit Worten verbinden kann.

Die Szene ist nichtsprachlich und das Verstehen der Szene ebenso. Dieses szenische Verstehen „tastet sich zielstrebig" (ist das nicht ein Widerspruch?) durch die Szenen der Traumerzählung hindurch zu den latenten, d.h. eigentlichen Erinnerungsspuren bis zum „Orlginalvorfall". Vom manifesten Traum zurück zum unbewussten „Originalerlebnis" führe die *via regia* durch Szenen hindurch. Das psychoanalytische Erkennen sei das Verstehen von Szenen.

Um Lorenzer zu verstehen muss man wissen, dass das szenische Verstehen unmittelbar mit der orthodoxen bzw. klassischen Psychoanalyse verbunden ist, wie sie heute kaum noch vertreten wird. Ferner muss in Erinnerung gerufen werden, dass sich die Freud'sche Behauptung, man könne sich vom manifesten zum latenten Trauminhalt durch Assoziationen vortasten, als unbeweisbar und unmöglich herausgestellt hat. Überhaupt ist die Idee von einem latenten Trauminhalt nur noch einer winzigen Gruppe orthodoxer Psychoanalytiker zu eigen. Niemand sonst glaubt daran.

„Szenisches Verstehen" ist ein abstraktes Konstrukt, schlecht erklärt, kaum anwendbar, vielleicht sogar unsinnig. Moderner ausgedrückt scheint es sich um ein therapeutisches Sich-hinein-Versetzen in den Patienten, um eine in der Gegenwart wieder belebte Rekonstruktion unbewusster biographischer Szenen zu handeln. Lorenzer geht es um das zwischen Patient und Therapeut wahrnehmbare Wechselspiel von Fantasie und Assoziation. Letztlich meint Lorenzer wohl Übertragungs- und Gegenübertragungsszenen.

11.8 Bedürfnisperspektive

„Die Triebtheorie wirkt insgesamt immer noch für viele oft befremdlich und lebensfern" (Jungclaussen, 2013, S. 47). Die Konflikttheorie beruht auf der Triebtheorie. Mit Maslow (1943) und Dornes (2002) hat sich eingebürgert, nicht von Trieben, sondern von grundlegenden Bedürfnissen zu sprechen, die zugleich Motive sind, die nach Realisierung streben:

- biologische und körperliche Bedürfnisse
- elementares Bedürfnis nach Bindung
- Grundbedürfnis, Neugier zu befriedigen und sich selbst zu behaupten
- Grundbedürfnis nach Rückzug bzw. nach Abwehr von unangenehmen Reizen

- Grundbedürfnis nach sinnlichem Vergnügen, Zärtlichkeit und sexueller Erregung.

Quelle: Jungclaussen 2013, S. 47

Deneke hat 21 Wünsche, Bedürfnisse und Bestrebungen empirisch als wichtig detektiert (2013, S. 63–81). Auf die kann hier nicht eingegangen werden. Er gruppiert die Bedürfnisse nach Motivkomplexen:

- Selbstbestimmung und die Fähigkeit, sich zu wehren
- vertrauensvolle und verlässliche Beziehungen und die zeitweilige Ruhe vor solchen Beziehungen
- Ideale und Gewissen: akzeptierbares Gewissen, Treue zu den persönlichen Idealen, Durchsetzungsfähigkeit und Helfenkönnen, angstfreies Leben
- Lust, Neugier, Kreativität, Fantasie
- Grandiosität, siegreiche Konkurrenz, Aufmerksamkeit, Einfluss
- Überleben.

Unerfüllte Wünsche und nicht gelebte Bedürfnisse können ebenso krankmachend sein wie Konflikte, unerträgliche Gefühle oder quälende Erinnerungen (posttraumatische Belastungsstörung). All das sind Determinanten, die die Herausbildung psychischer Störungen befördern.

11.9 Genetische Perspektive

Lassen sich genetisch determinierte von nicht genetisch determinierten psychischen Störungen überhaupt noch unterscheiden? Es wird angenommen, dass Gen-Mutationen genetisch bedingte Störungen hervorrufen. Die Genstruktur ist dann irgendwie pathologisch verändert. Bei psychischen Störungen, die nicht genetischer Natur sind, ist demgegenüber definitionsgemäß die Genstruktur intakt. Unter dem Einfluss belastender Lebensereignisse hat sich lediglich das Expressionsmuster der Gene verändert. Betroffen ist die Regulation der Expression von Genen. Im Unterschied zur defekten Genstruktur ist die Regulationsstörung der Gen-Expression zumindest prinzipiell reversibel. Aber ist sie noch eine „Gen-Störung"? Hier werden die Übergänge fließend und unscharf.

Störungsbilder mit einem mutmaßlich hohen genetischen Anteil sind Schizophrenie, depressive Störungen, Zwangsstörungen, Anorexia nervosa, unspezifische Ängste, Panikattacken, umgrenzte Phobien und die Dysthymie. Dies ergibt sich aus Zwillingsstudien. Die Ergebnisse von Studien zu den einzelnen Störungsbildern widersprechen sich allerdings vielfach oder erwiesen sich als nicht wiederholbar. Die Unterscheidung zwischen defekten Genen und einer pathogenen Gen-Expression ist nicht sicher zu leisten. Die Interaktion zwischen Gen-Expression und lebensgeschichtlichen Ereignissen, Erfahrungen und Bedingungen ist hochkomplex und nicht wirklich voneinander abgrenzbar. Zu einer pathogenen Gen-Expression ebenso wie zu den Defekten müssen oftmals ungünstige Erfahrungen und Lebensbedingungen hinzukommen, um zu einer manifesten Störung zu führen.

Ferner hat sich die Suche nach einzelnen Genen als Ursache für spezifische Störungen als nicht fruchtbar oder weiterführend erwiesen. Defekte beruhen ganz offensichtlich auf dem Zusammenwirken mehrerer, unter Umständen auch vieler Gene, die einzeln oder in Gruppen mit Umwelteinflüssen interagieren. Der schwammige Begriff der Vulnerabilität bezeichnet auch nur eine Hypothese zur komplexen Wechselwirkung und ist Ausdruck eines medizinisch-psychologischen Nichtwissens. Die Erstmanifestation depressive Episoden beruht möglicherweise auf einem bedeutsamen belastenden Lebensereignis, das bei rezidivierenden Episoden nicht mehr gefunden werden kann. Hier lässt sich vermuten, dass es im Verlauf der depressiven Erkrankung zu hirnorganischen Veränderungen gekommen ist, die einem Patienten zunehmend vulnerabel gemacht haben, so dass sie schon auf vergleichsweise geringe psychosoziale Belastungen depressiv reagieren. Die Bedeutung genetischer Faktoren für die Entwicklung und Existenz zahlreicher psychischer Erkrankungen steht außer Frage (Deneke 2013, S. 321).

Welche Konsequenzen sich daraus für die Psychotherapie ergeben, lässt sich heute noch nicht sagen. Eine psychologische Gentherapie deutet sich nicht einmal am Horizont an. Der Therapeut sollte aber um den möglichen Einfluss der Gene und ihrer Expression wissen und eventuell seine therapeutischen Erwartungen und Hoffnungen darauf einstellen.

12 Integrative Perspektive

Eine integrierende Perspektive ließe sich mit Wittchen & Hoyer so formulieren:

„Psychische Störungen sind Ergebnis von komplexen Vulnerabilitäts-Stress-Interaktionen, bei denen gleichermaßen biologische, kognitive-affektive, soziale und umweltbezogene sowie Verhaltensaspekte in ihrer entwicklungs- und zeitbezogenen Dynamik in Wechselwirkung stehen. Dabei wird auf alle verfügbaren wissenschaftlichen Erkenntniskomponenten unter Einschluss der vorgenannten Perspektiven zurückgegriffen." (Wittchen & Hoyer 2011, S. 12)

Seit den 1970er Jahren gibt es zunehmend Bestrebungen, alle erwähnten Paradigmen mehr oder weniger gleichberechtigt zu berücksichtigen und in neue Modelle zu integrieren. Dafür gibt es verschiedene Modellbezeichnungen wie z. B. „erlernte Hilflosigkeit" (Seligman 1975), Coping (Lazarus 1966, zusammenfassend Perrez & Reicherts 1992), Diathese-Stress-Modell oder Vulnerabilitäts-Stress-Modell. Die Wahrscheinlichkeit psychisch zu erkranken ist bestimmbar aus dem Verhältnis von dispositioneller Verletzlichkeit und Risiken auf der einen Seite und protektiven Faktoren auf der anderen Seite (Resilienz). Der integrative Ansatz erklärt das menschliche Verhalten und das Auftreten von psychischen Störungen als Interaktion biologischer, psychologischer und sozialer Variablenbündel unter Einschluss von entwicklungsbezogen Aspekten (Wittchen & Hoyer 2011, S. 20).

Charakteristisch für integrative Modelle ist also, dass alle Perspektiven eine wichtige Rolle zum Verständnis der Entstehung, der Ausformung, dem Verlauf und dem Ausgang von psychischen Störungen spielen können. Zudem nimmt das Modell an, dass die relative Bedeutung eines jeden dieser Faktoren über die Lebensspanne variiert.

12.1 Perspektiven im Berichtsalltag: Wer hat Recht?

„Keine der vorliegenden Theorien ist statisch, endgültig oder allgemeingültig. Der Wert einiger Theorien besteht darin, dass sie aktuell zur Erklärung bestimmter psychischer Prozesse und Verhaltensweisen wertvolle Erkenntnisfortschritte erlauben.

Der Wert anderer Theorien liegt z. B. eher darin, dass sie in der historischen Entwicklung eine zentrale Rolle gespielt haben. ... Bis heute haben wir für keine einzige psychische Störung hinreichend gesicherte ätiologische und pathogenetische Modelle, die es erlauben, alle relevanten Befunde widerspruchsfrei einzuordnen und entsprechende wissenschaftlich begründete Interventionen abzuleiten. Selbst relativ einfach erscheinende Fragen nach den wichtigsten Risikofaktoren und Vulnerabilitäten können zumeist nicht mit hinreichender Präzision beantwortet werden." (Wittchen & Hoyer 2011, S. 23)

Wittchen und Hoyer (2011, S. 12) bringen ein Beispiel für die unterschiedlichen, sich möglicherweise ergänzenden Perspektiven:

> *Gerd S. wurde über seine Ehefrau in einem mittelschweren depressiven Zustand in die Aufnahme einer großen psychiatrischen Universitätsklinik gebracht: Wegen akuter Suizidgefahr stimmte er einer stationären Aufnahme zu. In der 10-tägigen Diagnosephase wurde er von drei Spezialisten gesehen:*
>
> *Der Stationspsychiater kam zu dem Ergebnis, dass es sich um eine ausgeprägte Episode einer Major Depression handelt. Die Symptome führte er auf eine gestörte Expression von 5-HTT-1a-Neurotransmittern in bestimmten Hirnregionen zurück und empfahl die Therapie mit serotonerg wirksamen Antidepressiva.*
>
> *Die hinzugezogene Diplom-Psychologin und Psychotherapeutin stellte ebenfalls eine Major Depression fest. Diese führte sie auf den 3 Monate zurückliegenden Arbeitsplatzverlust sowie dysfunktionale Kognitionen im Zusammenhang mit einem schon seit vielen Jahren geringen Selbstwertgefühl zurück. Sie empfahl eine kognitive Verhaltenstherapie.*
>
> *Der Psychoanalytiker beschreibt das Störungsbild als depressive Neurose, deren Ursache er im Zusammenhang mit einer frühkindlichen Trennungssituation der Eltern auf einen verdrängten Kindheitskonflikt (Aggression gegen den die Familie verlassenen Vater) zurückführt, der unbewusst durch Enttäuschungs- und Kränkungserlebnisse am Arbeitsplatz aktualisiert wurde. Der Psychoanalytiker empfiehlt eine psychoanalytische Therapie, um zu versuchen, die frühere Verdrängung aufzuheben.*

Das Beispiel zeigt plastisch, wie unterschiedliche Perspektiven auf den Patienten zwar zur selben Diagnose kommen, aber gänzlich unterschiedliche Therapien vorschlagen. Wer hat Recht, wem soll man zustimmen?

Die Antwort hängt von mehreren Faktoren ab, beispielsweise vom stationären Setting bzw. der klinischen Routine, in welche ein Patient mehr oder weniger zufällig hineingestellt wird. Jeder Spezialist hat seine eigene Erfahrung, die er umgesetzt sehen will. Wünschenswert wären klinische Stationen ebenso wie Einzeltherapeuten, die um die Variabilität wissen und sich nicht dogmatisch gegen andere Konzepte verschließen.

12.2 Theoretischer Eklektizismus und behandlungstechnischer Pluralismus

Alle diese komplizierten Überlegungen sollen dazu dienen herauszufinden, welches therapeutische Handeln für den jeweiligen Patienten zu dem jeweiligen Zeitpunkt am hilfreichsten ist (Bericht Punkt 6). Zugleich kann der Therapeut dem Patienten einen ersten Hinweis darauf geben, wie vermutlich die Therapie ablaufen wird und was den Patienten erwartet, ob beispielsweise ein eher deutend-konfrontierendes Vorgehen angebracht ist oder ein stärker unterstützendes und abwehrstärkendes Vorgehen (Abwehrmechanismen müssen keineswegs immer aufgelöst werden). Es ist nicht unerheblich, ob man sich als Therapeut vornimmt, unbewusste Konflikte bewusst zu machen oder eher an den defizienten Ich-Funktionen zu arbeiten. Soll der Patient primär unterstützt und entlastet werden oder geht es vielmehr darum, mit Traumafolgen fertig zu werden? Oder sollen seine Selbsthilfe-Ressourcen gestärkt werden? Ist der Patient überhaupt fähig zur Einsicht und ist er fähig, eine stabile Beziehung zum Therapeuten aufzubauen, die auch Frustrationen verträgt? Ist der Patient noch ausreichend in der Lage, sein alltägliches Leben zu bewältigen? Muss der Patient emotional gehalten werden oder braucht er Hilfe bei der Lösung eines bewussten Konflikts? Müssen die Selbstheilungskräfte gefördert werden? Bedarf es des Informationstransfers (Psychoedukation)?

Je nach Befund werden die therapeutische Konsequenz und die Wahl des Therapiefokus anders ausfallen:

- Bewusstmachung des Unbewussten
- Stärkung von Abwehr, Verdrängung oder Sublimierung
- Ressourcenaktivierung zur Bewältigung von belastenden Situationen oder des Alltags
- systematischer Aufbau von Ich-Funktionen
- Erarbeiten und Einüben neuer Denk- und Verhaltensweisen.

In den probatorischen Sitzungen kann es sich nur um eine Idee zur Therapie handeln. Oftmals ist ein zweigleisiges Vorgehen angebracht: tiefenpsychologisches Verständnis des Gewordenseins des Patienten und eher verhaltenstherapeutische Verbesserung der aktuellen Lage und eine Ertüchtigung für die Zukunft.

Wenig von dem, was frühe Tiefenpsychologen postulierten, hatte Bestand. Vieles von dem, was die Schulengründer formulierten, wurde verworfen, umgebaut und erweitert. Was ihnen wichtig erschien, trat in den Hintergrund, was sie nur antippten, wurde zum Gegenstand umfassender Erforschung. Ihre Definitionen wurden beanstandet und neue, präzisere gefunden. Ihre anthropologischen Aussagen hielten Überprüfungen nicht stand und mussten revidiert werden. Ihre Therapie wird heute – außer in der Sekte orthodoxer Psychoanalytiker – kürzer und zielgerichteter durchgeführt. Das Arsenal der Erkenntnisinstrumente wurde über dogmatische Vorgaben hinaus ausgeweitert. Schon damals fragwürdige Verallgemeinerungen wurden durch den gesunden Menschenverstand und eine unvoreingenommene Neugier in eine unüberschaubare Differenziertheit möglicher Denk- und Verhaltensformen aufgelöst. Zentral sind nicht mehr das Charisma überwältigender Therapeuten und Forscher, sondern die Entwicklungschancen der Patienten. Statt eines einzigen Behandlungsansatzes – „Reise ins Unbewusste", „Abbau des Minderwertigkeitsgefühls", „Rückkehr zur Religion" – werden eine Vielzahl von Verfahren eingesetzt.

Seit dem Zweiten Weltkrieg befindet sich die Tiefenpsychologie zunehmend in einem theoretischen Eklektizismus und einem behandlungstechnischen Pluralismus. Einige bedauern, dass die Reinheit der Lehre nicht aufrechterhalten werden kann, die meisten sehen darin eher eine in der Sache begründete Notwendigkeit. Für den Therapeuten entsteht die Notwendigkeit, sich in mehreren verschiedenen Theoriegebäuden und Denktraditionen zu bewegen, die sich manchmal widersprechen. Wer jedoch nicht mit Scheuklappen seine Therapiesitzungen durchzieht, wird erkennen, dass viele konkrete Beobachtungen an Patienten nicht gut mit bestimmten theoretischen Paradigma zusammenpassen. Die Schulengründer hielten noch starr an ihren Dogmen fest, auch als schon längst klar war, dass ihre Verallgemeinerungen nicht die Buntheit des Lebens abbilden.

Von den Adepten der Tiefenpsychologie wird heute Perspektivenvielfalt und von den tiefenpsychologisch arbeitenden Therapeuten Anpassungsfähigkeit im therapeutischen Vorgehen gefordert. Unter Perspektivenvielfalt wird die Bereitschaft und die Fähigkeit verstanden, die theoretische Ausdifferenzierung der Tiefenpsychologie zur Kenntnis zu nehmen, die vielfältigen Einflüsse auf die Tiefenpsychologie und ihre gegenseitigen Querverbindungen zumindest in groben Zügen zu kennen und in der Therapie mehrere Möglichkeiten der Störungsentstehung ins Kalkül zu ziehen. Innerhalb einer konkreten Therapie zwischen verschiedenen Perspektiven zu springen will gelernt sein. Es ist vielleicht nicht jedermanns Sache, zwischen der intrapsychischen, der interpersonellen, der konflikttheoretischen, der beziehungstheoretischen, der strukturtheoretischen, der Beziehungs- und der Ressourcen-Perspektive zu wechseln. Der Wechsel in der konkreten Methode kann irritieren, wenn zum Beispiel ein ruhiges, reflektierendes Gespräch durch Tests zerschnitten wird.

Unter Adaptitivität wird die Bereitschaft der Therapeutin verstanden, unter steter Reflexion des Prozesses auf die jeweiligen Bedürfnisse des Patienten einzugehen. Faktisch werden Therapeuten ihrer taktischen und strategischen Orientierung, die sie sich anfangs zurecht gelegt haben, nicht aus den Augen verlieren, zugleich aber auch immer schauen, was dem Patienten in der konkreten Stunde und beim Stand seiner Entwicklung mutmaßlich am meisten hilft. Dazu wird ein möglichst breites therapeutisches Instrumentarium benötigt, welches vom Können und von den Vorlieben des Therapeuten ausgewählt wird.

Die Vielfalt der Problembereiche und Störungsbilder und die vielen therapeutischen Möglichkeiten erfordern und ermöglichen eine hohe *Flexibilität* im therapeutischen Vorgehen, zumal sich Patienten selten eindeutig einer Störung zuordnen lassen (Wöller/Kruse 2010, S. 13f.).

> *Statt Patienten passend zu unseren Konzeptionen auszuwählen und in Behandlung zu nehmen, sollten wir eher unsere therapeutische Strategien und unser therapeutisches Vorgehen im adaptiven Sinne auf unserer Patienten abstimmen. (ebd., S. 14, re. Spalte)*

Es scheint, als drücke sich die Kompetenz eines Therapeuten in seiner Fähigkeit aus, das Beziehungsangebot eines Patienten empathisch aufzugreifen und die geeignete Behandlungstechnik aus einem Repertoire verfügbarer Techniken flexibel nach Maßgabe der aktuellen Beziehungsbedürfnisse des Patienten auszuwählen. Theoretische Orthodoxie und methodischer Purismus sind bei einer solchen Aufgabe naturgemäß nicht hilfreich. (Wöller/Kruse 2010, S. 29, re. Spalte)

Weitere Literatur: Wöller/Kruse 2010, S. 42-52

13 Berichtsbeispiele

13.1 Beispielformulierung 1 eines TP-Erstantrags

Beispiel 18: Beispielformulierung TP-Erstantrag mit 60 Stunden

1. Die in fester Partnerschaft lebende 64-jährige Patientin (geboren 1953) kommt auf eigenen und drängenden Wunsch zur Therapie. Sie hat zwei erwachsene Töchter und drei Enkelkinder. Seit 2015 Rentnerin.

2. Die Patientin berichtet von Angstzuständen, insbesondere Platzangst, und von der „Angst vor der Angst". Mittlerweile könne sie an öffentlichen Veranstaltungen kaum noch teilnehmen, da sie es in geschlossenen Räumen nicht aushalte. Öffentliche Verkehrsmittel meide sie ebenfalls zumeist, auch Fahrstuhl fahre sie nur in Begleitung. Sie habe Angst, „ausgeliefert" zu sein („Wenn die Türen zugehen, habe ich körperlich keinen Ausweg mehr"). Die Angst strahle in ihren Bauch aus und nehme ihr die Luft zum Atmen (Herzrasen, roter Kopf). Häufig fühle sie sich niedergedrückt, was sie als sehr belastend erlebe („mühsame Tage"). Diese „depressiven Phasen" gebe es immer wieder in ihrem Leben. Dann habe sie nicht die Kraft, Dinge zu erledigen oder das zu tun, was sie sonst gerne mache (z. B. ihre Enkelkinder betreuen). Manchmal habe sie auch gute Phasen, aber dann „kommt die Keule und alles dreht sich um". Wenn Frau B. dann „irgendetwas quer kommt, bin ich sofort auf dem Baum!" Ihre depressiven Zeiten seien gepaart mit körperlichen Beschwerden (Herzbeklemmungen, erhöhter Blutdruck). Ihre Hausärztin habe es somatisch abgeklärt und gesagt, dass sie diesbezüglich eine Psychotherapie machen müsse. Auch leide sie an Schlafstörungen. Nachts „kommt das Gedankenkarussell". Mit ihr leide auch ihr Umfeld (Töchter, Lebenspartner). Nach dem kürzlichen Tod ihrer Mutter habe sie das Gefühl, sich mehr um sich selbst kümmern zu müssen und zu dürfen.

Die 64-jährige mittelgroße und augenscheinlich übergewichtige Patientin in altersentsprechender, eher unauffälliger Kleidung wird zum ersten Termin von ihrem Lebensgefährten begleitet. Sie ist freundlich-zugewandt, wirkt jedoch im Erstkontakt sichtlich angespannt, teilweise gedämpft. Sie berichtet zunächst zurückhaltend, im Verlauf jedoch flüssiger von ihrer aktuellen Problematik.

Die Patientin ist mir auf Anhieb sympathisch und weckt mit ihrer Lebensgeschichte mein Interesse. Frau B. kann emotionalen Kontakt aufnehmen und ist affektiv schwingungsfähig. In der Gegenübertragung löst die Patientin Hilfsbereitschaft und „mütterliche" Gefühle aus.

Sie scheint schon viel über ihre Symptomatik und Lebensgeschichte nachgedacht zu haben, ihre Introspektionsfähigkeit wirkt ausreichend. Ihr Leidensdruck ist spürbar, ihre Motivation hoch. Sie erscheint differenziert bei mäßigem bis gutem Strukturniveau. Es gibt keine psychiatrischen Auffälligkeiten und zum Zeitpunkt der Exploration keinen Anhalt für Suizidalität.

3. Konsiliarbericht liegt bei. Kniearthrose; Nacken- und Kopfschmerzen; COPD; Hypertonie. Medikamentös gut eingestellt (Ramipril 10 mg, HCT 25, Adalat 10 mg, Bretaris 1 Hub). Bereits vor 20 Jahren Aufenthalt in Tagesklinik für 6 Wochen aufgrund der Panikattacken.

4. Lebensgeschichte: Die Patientin berichtet, von einer ledigen Mutter (+ 29) in der DDR geboren worden zu sein. Im ersten Lebensjahr sei Frau B. nur am Wochenende bei ihrer Mutter gewesen, die übrigen Tage habe sie in einem Wochenheim verbracht, weil ihre Mutter im Schichtdienst gearbeitet habe. Als sie ein Jahr alt war, sei ihre in West-Berlin lebende Oma Rentnerin geworden; diese habe Frau B. zu sich genommen. Ihre Mutter sei einverstanden gewesen. Auch ihren Bruder (+ 8) habe die Oma mit drei Jahren schon zu sich genommen. Die Patientin habe ab diesem Zeitpunkt gemeinsam mit der Oma, ihrem geistig und körperlich leicht behindertem Onkel sowie ihrem Bruder in einer Wohnung im westlichen Teil von Berlin gewohnt, während ihre Mutter in östlichen Teil, nicht weit weg, gelebt habe. Zum leiblichen Vater (+ 43) habe es keinen Kontakt gegeben. Frau B. sei auf einem Hinterhof aufgewachsen und erinnert ihre Kindheit als schön, mit vielen Freiheiten. Ihre Mutter sei eher die „nette Tante" gewesen, die sie häufig sah. Die Mutterrolle hatte tatsächlich die Oma inne („Oma war eine tolle Mutter"). Als Kind sei Frau B. aufgeweckt und temperamentvoll gewesen.

Nach dem Mauerbau 1961 habe die Patientin ihre Mutter nicht mehr sehen können, was sie nicht als schlimm erlebt habe, denn „ihre Familie" (Oma, Onkel, Bruder) sei weiter für sie da gewesen. Zudem habe sie zu ihrer Tante, die in der Nähe gewohnt habe, eine „innige Beziehung" gehabt. Im Alter von 11 Jahren sei ihre Oma plötzlich verstorben, so dass in der Folge für Frau B. ein „neues Zuhause" gefunden werden musste. Sowohl ihre Tante in Westberlin als auch ihre Mutter in Ostberlin hätten sich darum bemüht, die Patientin bei sich aufzunehmen. Das Jugendamt habe im Sinne der Mutter entschieden und Frau B. habe „von heute auf morgen", ohne persönliche Dinge mitnehmen zu können (außer ihrem Puppenwagen und Teddy), nach Ostberlin zu ihrer „fremden Mutter" ziehen müssen. Ihre Tante habe sie noch ab und zu, ihren Onkel und Bruder gar nicht mehr treffen können. Im Nachhinein komme es Frau B. seltsam vor, dass sie weder beim Tod ihrer Oma noch beim Verlust ihres Onkels, Bruders und der Tante habe weinen können.

Frau B. habe sich bei ihrer Mutter, die inzwischen wieder neu verheiratet gewesen sei, schnell eingelebt. Die Patientin erinnert sich, anfänglich ein „Fehlverhalten" („rotzfrech und unausstehlich") gezeigt zu haben, was sich jedoch bald normalisiert habe. Ihren Stiefvater habe Frau B. zunächst gemocht, denn sie habe geglaubt, endlich eine „richtige Familie" („Vater, Mutter, Kind") zu haben. Doch schon schnell habe sie gemerkt, dass er oft getrunken und mit ihrer Mutter gestritten habe. Ein Jahr später folgte die Scheidung, jedoch sei er auch danach für viele Jahre immer wieder für kurze Zeit („bis zum nächsten Streit") eingezogen.

Jedes Mal, wenn er wieder zurückgekommen sei, sei Frau B. für ihre Mutter wieder „in die zweite Reihe" gerückt. Die Patientin erinnert sich, dann keinen Rückhalt mehr gehabt zu haben. Frau B. habe sich in dieser Zeit hilflos gefühlt, auf ihre Mutter sei sie oft wütend gewesen („ich musste mich oft zusammennehmen und habe sie geschont"). Irgendwann sei der Mann, zu dem sie „Papa" gesagt habe, ganz weggeblieben. Das verbesserte wieder die Beziehung zur Mutter. In der Rückschau bewertet die Patientin es, trotz aller Verluste, auch als positiv, dass sie noch einmal die Chance gehabt habe, ihre Mutter näher kennenzulernen.

In der Schule habe die Patientin gute Leistungen erbracht. Mit dem Ende der 10. Klasse habe Frau B. einen Schul- und gleichzeitig einen Berufsabschluss als Elektromechanikerin gehabt. In diesem Beruf habe sie niemals und stattdessen im kulturellen Bereich gearbeitet. Mit 22 Jahren habe sie zum ersten Mal geheiratet und eine Tochter (1976) bekommen. Nach zweieinhalb Jahren sei sie schon wieder geschieden gewesen („Jugendsünde"). Mit 30 Jahren habe sie zum zweiten Mal geheiratet und zeitgleich ein kulturwissenschaftliches Studium begonnen. Das Studium sei eine

„schwierige Zeit“ gewesen („Studenten wurden wie Kinder behandelt“). Sie habe keine eigenen Entscheidungen treffen dürfen und sei in die Rolle der „Verweigerin“ gegangen. Auch habe sie sich mit Studium und Kind überfordert gefühlt. In dieser Zeit habe die Symptomatik der Angst begonnen und Frau B. habe in kein öffentliches Verkehrsmittel mehr einsteigen können. Ein Klinikaufenthalt aufgrund der Panikattacken habe ihr zunächst für einige Zeit geholfen. Später habe sie bedrohliche Situationen vermieden. Da sie mit ihrem zweiten Mann ins Ländliche gezogen sei, habe sie z. B. keine öffentlichen Verkehrsmittel mehr benutzen müssen. 1987 sei ihre zweite Tochter geboren und im Anschluss an die Erziehungszeit und gleichzeitig nach der Wende (1989) habe Frau B. beruflich „kein Fuß mehr fassen“ können.

Die Ehe verlief im Laufe der Jahre nicht glücklich. Nach anfänglicher Zugewandtheit sei ihr Mann „komplett eisig“ gewesen, habe nur „Kälte“ ausgestrahlt. Es sei „furchtbar“ gewesen und stets habe sie gedacht, dass es an ihr liege. In dieser Zeit habe sie „deutliche depressive Phasen“ gehabt. In der Rückschau sei sie wütend auf sich selbst, dass sie es so lange mit dem Mann ausgehalten habe. Nach fast 20 Jahren Ehe sei sie aus dem gemeinsamen Haus ausgezogen (2001) und zurück nach Berlin. Schnell habe sie eine Wohnung und eine Arbeit in der Gastronomie gefunden. Seit 2006 habe Frau B. einen neuen Partner („ein gefühlvoller Mann, mit dem ich über fast alles reden kann“). Mit ihm lebe sie seit zwei Jahren zusammen.

Aufgrund einer Magenkrebs-Diagnose und des fortgeschrittenen Alters habe ihre Mutter einige Zeit bei Frau B. gewohnt. In dieser Zeit habe sie mit ihr viel über die Themen, die „auf der Seele brannten“, sprechen können. Ihr Verhältnis sei stabiler und die Beziehung näher geworden. Im vergangenen Jahr starb ihre Mutter.

Psychodynamik: Die früheste Kindheit (Säuglingsentwicklung) der Patientin ist geprägt von Verlust und Einsamkeit. Durch den Aufenthalt im Wochenheim stand die Mutter für die gesunde Entwicklung und notwendige Versorgung emotional nicht zur Verfügung. Es ist zu vermuten, dass Frau B. im ersten Lebensjahr von wechselnden Bezugspersonen versorgt wurde. Auf diese Weise konnte die Patientin nur eingeschränkt Repräsentanzen eines guten Objekts und demzufolge auch ihres Selbst bilden.

Positive Erfahrungen ergaben sich nach dem ersten Lebensjahr durch die verlässlichen Beziehungen zu ihrer Großmutter und dem Onkel. Von diesen Bezugspersonen fühlte sich Frau B. geliebt und versorgt. Eine heftige emotionale Erschütterung erlebte die Patientin im Alter von neun Jahren mit dem Tod der Großmutter und der nachfolgenden Trennung von ihren engsten Bezugspersonen in Westberlin mit dem erzwungenen Umzug nach Ostberlin zu ihrer „fremden" Mutter und deren Mann. Sie reagierte zunächst mit rebellischer Aufsässigkeit vor allem gegen den Stiefvater, aber nach einigen Monaten beruhigte sie sich. Anfängliche und verstehbare Rebellion und nachfolgende Anpassung an neue Situationen wurden zu einer Konstante in ihrem psychischen Verhalten.

Die Mutter schwankte zwischen Zuwendung zu ihrem Partner und ihrem Kind. Wenn der Partner nach einem Streit auszog, wandte sich die Mutter wieder ihrer Tochter zu. Sobald er wieder auftauchte, war die Enttäuschung bei der Patientin groß. Sie erkannte offenbar die Not der Mutter und richtete sich eine Zeit lang darauf ein, diese zu schonen. Es entstand in ihr eine Dichotomie: Nach außen hin stark und selbstbewusst („Ich mache nach außen den Eindruck einer deutschen Eiche"), nach innen „fühle ich mich verletzlich und unsicher".

Durch die Überforderung von Studium und der Versorgung ihrer Kinder dekompensierte die Patientin erstmals mit Anfang 30 und reagierte mit der Ausbildung einer manifesten Panikstörung als neurotische Kompromisslösung. Unter der gegebenen politischen Restriktion (DDR) war ihr ein Widerstand gegen die gängelnden Studienbedingungen nicht möglich. Es sieht aus, als ob sie darauf zum ersten Mal mit einer manifesten Panikstörung und Agoraphobie reagierte. Ein sechswöchiger, verhaltenstherapeutisch orientierter Tagesklinikaufenthalt konnte ihr kurzfristig helfen.

Nach anfänglichen Jahren einer befriedigenden Ehe veränderte sich der Ehemann wesensmäßig nach einem Unfall. Diese Belastung hielt sie einige Jahre aus, doch reagierte sie auch hier mit „depressiven Phasen". Nach fast 20 Jahren Ehe schaffte sie die Trennung (2001). Seit 2006 lebt sie in einer neuen Beziehung, die sie als befriedigend erlebt. Im Laufe der Jahre entwickelte die Patientin verschiedene körperliche Erkrankungen (COPD, Bluthochdruck, Kniearthrose), doch blieb sie berufstätig bis vor zwei Jahren. Ihre Mutter starb vor einem Jahr. Ihre Hausärztin gab ihr die Empfehlung zu einer Psychotherapie. Die Patientin selbst sagt, dass sie sich nach ihrer Pensionierung und dem Tod der Mutter frei und bereit fühlt, ihr Leben noch einmal zu betrachten. Sie möchte vor allem ihre Angst, Panik und Depression verstehen lernen. Dabei möchte ich ihr helfen.

5. Agoraphobie mit Panikstörung (F40.01G); Rezidivierende depressive Störung, gegenwärtig leichte depressive Episode (F33.0G)

6. Vorgesehen ist eine tiefenpsychologisch fundierte Langzeittherapie als Einzelbehandlung mit einer Dauer von max. 100 Stunden, mit einem ersten Therapieschritt von 60 Stunden, bei einer Frequenz von einer Sitzung pro Woche.

Die Patientin selbst möchte ihren „inneren Frieden finden" und ihr „Kopfkarussell abstellen". Sie möchte sich mit ihrer Vergangenheit auseinandersetzen, um mehr Lebensqualität zu erreichen („Ich weine jetzt die Tränen, die ich nie weinen konnte!").

Zunächst soll es in der Therapie um bewältigungsorientierende und ich-stärkende Maßnahmen gehen. Zuversicht und Optimismus sollten vermittelt und Ressourcen, insbesondere zur Bewältigung, herausgearbeitet werden. Des Weiteren geht es um die Durcharbeitung ihres familiären Hintergrundes, damit die Lebensstationen für die Patientin besser verstehbar werden, mit dem Ausblick einer möglichen Neubewertung ihrer Entwicklung. Ebenfalls sollten psychoedukative Maßnahmen nicht vernachlässigt werden.

Ihre guten kognitiven und verbalen Fähigkeiten und ihre nach wie vor vorhandene Lebendigkeit und Interessiertheit an der Welt stellen verlässliche Ressourcen für die Therapie dar. Sie erscheint hinreichend differenziert, stabil und intelligent, um psychodynamische Zusammenhänge zu erfassen. Insgesamt ist die Prognose als ziemlich günstig einzuschätzen. Negative Einflussfaktoren sind im Augenblick nicht erkennbar.

13.2 Beispielformulierung 2 eines TP-Erstantrags

Beispiel 19: Beispielformulierung TP-Erstantrag mit 60 Stunden

1. Die alleinstehende, verwitwete 68-jährige Patientin (geboren 1949) kommt teils auf eigenen Wunsch und teils auf Drängen ihrer Angehörigen (Nichte, Sohn) zur Therapie. Seit 2013 Rentnerin. Zu ihrem 46-jährigen Sohn besteht regelmäßiger Kontakt.

2. Die Patientin berichtet von „extremen Verlustängsten". Sie lebe nur noch mit der Sorge, dass ihrem Sohn etwas zustoßen könne. Dann „gerate ich in Panik und forme mir Geschichten, die nicht mit der Realität zusammenhängen". Häufig kontrolliere sie ihn über WhatsApp. Sie schaue dann, „ob er noch lebt". Falls er über eine längere Zeit keine Nachricht mehr geschrieben habe, „werde ich ganz hysterisch und steigere mich rein". Besonders schlimm wurde es 2015, nachdem die „vielen Flüchtlinge" gekommen seien und der IS mehr in Medien erwähnt wurde. Sie habe jetzt immer Angst, dass ihr Sohn erstochen werde. Sie denke dann nur noch, „hoffentlich überlebt er den Tag". Seitdem er von seiner Freundin getrennt sei, reise er wieder mehr. Das wiederum verstärke die Symptome der Patientin: „Nach dem Aufwachen bleibe ich lieber im Bett, dann ist mir alles egal". Sie fühle sich körperlich schwach. Meist lenke sie sich mit Computerspielen ab.

Mir begegnet in der Patientin eine freundliche Frau, die in ihrem äußeren Erscheinungsbild deutlich jünger erscheinen möchte. In ihrer auffallend jung gestalteten Kleidung (enge Jeans und Oberteile) erscheint sie forsch zur ersten Sitzung. Doch sie berichtet unsicher und zaghaft von ihrer aktuellen Problematik. In meiner Wahrnehmung erscheint mir ihr Erscheinungsbild nicht stimmig. Einerseits sehe ich eine Frau, die auffallen möchte, andererseits habe ich den Eindruck, ein kleines Mädchen als Gegenüber zu haben. In der Gegenübertragung weckt sie in mir das Bedürfnis, mich um sie kümmern zu wollen, und nach anfänglicher Irritation spüre ich Sympathie. Im Laufe der Probatorik entwickelt sich die Beziehung gut. Ihre Krankheitseinsicht bezieht sich in erster Linie auf die Sorge um ihren Sohn, erste psychodynamische Zusammenhänge kann sie erkennen. Ihr Leidensdruck ist spürbar, ihre Therapiemotivation schwankend. Es gibt keine psychiatrischen Auffälligkeiten und zum Zeitpunkt der Exploration keinen Anhalt für Suizidalität.

3. Konsiliarbericht liegt bei; häufig Rückenschmerzen; östrogenbedingter Haarausfall seit 1990.

4. Lebensgeschichte: Die Patientin wuchs in Berlin bei verheirateten Eltern zunächst als Einzelkind auf. Ihre Eltern beschreibt Frau F. als liebevoll, ehrlich und fleißig. Während ihre Mutter (+ 21, keinen Beruf erlernt) „ruhig und angepasst" gewesen sei, erinnert sie ihren Vater (+ 25, Verwaltungsangestellter) als „dominant und lustig". Ihre Eltern seien „unzertrennlich" gewesen und die Patientin habe zu beiden „gleichermaßen ein inniges Verhältnis" gehabt. Sie selbst beschreibt ihre Kindheit als „extrem behütet", wenn auch streng. Sie sei vor allem beschützt worden („Angst der Eltern um meine Person"). Mit drei Jahren sei sie in einen Kindergarten gekommen. Sie habe jedoch nur geweint, weil sie ihre Eltern vermisst habe. Nach zwei Wochen sei sie dann wieder zu Hause geblieben und ihr sei es wieder gut gegangen. Die Einschulung sei unproblematisch verlaufen und bis zur dritten Klasse sei sie gerne gegangen. Sie sei von allen gemocht worden, weil sie so „niedlich" gewesen sei. Die restliche Schulzeit erinnert Frau F. als „nicht schön", da sie häufig „gehänselt" worden sei aufgrund ihres „exotischen" Aussehens („schwarze Haare, dicke Lippen"). Als sie 12 Jahre alt war, wurde ihr Bruder geboren. Für sie sei er wie „eine Puppe zum Spielen" gewesen, weitere Erinnerungen habe sie nicht. In der Pubertät habe sie nicht viel erlaubt bekommen, da ihre Eltern diesbezüglich sehr streng gewesen seien.

Nach der Schule, mit 17 Jahren, habe Frau F. eine Ausbildung zur Hotelfachfrau gemacht. Bei den Hotelgästen sei sie gut angekommen, besonders Männer mochten sie nicht zuletzt aufgrund ihres Aussehens. Mit 20 Jahren sei sie schwanger geworden von einem Hotelgast, der sehr um sie geworben habe. Ihr Vater habe sie deswegen „aus dem Haus geschmissen" und ihre Mutter habe sich „für sie geschämt". Frau F. habe sich alleine gefühlt und sei zu „dem Mann" (+ 22) gezogen. Verliebt sei sie nicht gewesen. 1970 wurde der gemeinsame Sohn geboren. Ein Jahr später folgte die Hochzeit. Während der Ehe habe Frau F. keine Sexualität mit ihrem Mann gelebt. Mit ihm sei sie nur ein einziges Mal intim gewesen, mit dem Kind als Folge. Sie habe jedoch nebenbei sexuelle Beziehungen zu anderen Männern gehabt, von denen ihr Mann gewusst habe und einverstanden gewesen sei. Er habe sie „abgöttisch geliebt", habe sich stets „wie ein Vater um sie und den Sohn gekümmert".

Nach 10 Jahren (1981) sei die Ehe geschieden worden. Die Trennung sei im Guten verlaufen und er habe sich weiter gekümmert. Der Sohn habe viel beim Vater gewohnt, da die Patientin im Hotel unregelmäßige Arbeitszeiten gehabt habe. Trennungsgrund sei Verliebtheit in einen verheirateten Mann gewesen. Er habe jedoch nur gelegentlich Zeit für sie gehabt habe. Frau F. habe sich über viele Jahre Hoffnungen gemacht, dass er seine Frau verlasse. Eines Tages sei er ohne Abschied verschwunden.

Die Patientin sei sehr unglücklich gewesen und habe ihr Leben ändern wollen. So habe sie in Spanien einen Urlaub verbracht mit der Idee, dort arbeiten zu wollen. Dabei lernte sie ihren zweiten Ehemann kennen. Schnell sei geheiratet worden. Schon bald sei ihr Mann an Krebs erkrankt. Mit ihm habe sie insgesamt keine guten Erfahrungen gemacht. Er sei „zu dominant" gewesen und Frau F. habe sich „wie Dreck" gefühlt. Dennoch habe sie es „mit ihm ausgehalten". 2001 sei er verstorben. Beruflich sei es „bergab" gegangen. Zuletzt habe die Patientin als Verkäuferin gearbeitet. Nach einem Burn-out 2013 habe sie sich vorzeitig verrenten lassen. Mittlerweile sei ihr Sohn die wichtigste Person in ihrem Leben.

Psychodynamik: Die Patientin berichtete, dass Verlustängste „schon immer" ihr Leben begleiten. Als sie 50 Jahre alt war, sei ihre Mutter an Krebs gestorben. Dann, nach dem Tod ihres Mannes, habe sie „richtige Anfälle" gehabt (offenbar verzweifelt-histrionischer Art). Für sie seien das Katastrophen gewesen. Ihr Hausarzt habe sie damals schon „einweisen" wollen und ihr geraten, sich Hilfe zu suchen. Inzwischen sei die Angst vor dem eigenen Tod dazu gekommen. Auch habe sie „Probleme mit dem Alterungsprozess". „Ich hatte ja immer nur mein Aussehen, was anderes gab es nicht!" – „innerlich fühle ich mich wie 17!". Zum Sohn habe sie ein „freundschaftliches Verhältnis", bei seinen „Kumpels" sei sie gut angesehen.

Die frühe Kindheit der Patientin ist geprägt durch äußerlich scheinbar intakte Familienverhältnisse und einer verwöhnenden Eltern-Kind-Beziehung. Als Einzelkind über viele Jahre war sie der Mittelpunkt der Familie und erfuhr die volle Aufmerksamkeit, nicht zuletzt durch ihr „niedliches" Aussehen. Gleichzeitig erlebte die Patientin ihre Eltern, insbesondere ihren Vater, als streng. Es ist anzunehmen, dass sie ihre eigenen Anlehnungswünsche und Autonomiebestrebungen stets den Eltern unterordnen musste. Früh hat sie gelernt, ihr „niedliches und gutes Aussehen" einzusetzen, in dem Glauben, „etwas Besonderes" zu sein. Der permanente Wechsel zwischen Verwöhnung und behindernder Erziehung blockierte ihre phasengerechte Ich-Entwicklung. Diese Defizite kumulieren in einem Minderwertigkeitskomplex und im Bedürfnis, niemals alt zu werden. Anerkennung und Zuwendung erhielt sie nicht über Leistung, sondern über ihr niedliches Aussehen, was ihr zur vorherrschenden Ausdrucksform wurde.

Sie sucht die Therapie auf, weil sie vielleicht ahnt, dass das Verharren in der Adoleszens für ihr Alter unangemessen ist. Ihre mangelnde Autonomieentwicklung kompensierte Frau F. mit ihrer Hinwendung zu deutlich älteren und/oder beschützenden und bewundernden Partnern. Echte Autonomieschritte fanden bisher kaum statt. Durch den Verlust von nahestehenden Menschen (Mutter, 2. Ehemann) verlor die unselbständig gebliebene Patientin „den Boden unter den Füßen". Sie dekompensierte und reagierte depressiv. Durch die Reisen des Sohnes reinszeniert sie unbewusst ihre Verlusterfahrungen und wehrt sie gleichzeitig depressiv ab. Frau F.s Probleme mit dem Älterwerden und ihrer Weigerung, die damit verbundenen Einschränkungen anzunehmen, verstärken diese Symptomatik.

Als Abwehrmechanismen dominieren Verdrängung (ihres Alters), Regression (Verhaftung in der Rolle des kleinen Mädchens) und magisches Denken („Geisteraustreibung", Träume über Geister, „Spüren der Seele ihres Mannes").

5. Langanhaltende mittelgradige depressive Episode (F32.1G); Selbstwertproblematik mit ängstlich-dependenten und depressiven Persönlichkeitsanteilen

6. Vorgesehen ist eine tiefenpsychologisch fundierte Langzeittherapie als Einzelbehandlung mit einer Dauer von max. 100 Stunden, mit einem ersten Therapieschritt von 60 Stunden, bei einer Frequenz von einer Sitzung pro Woche. Die Patientin hat noch eine unklare Therapiemotivation, aber akuten Leidendruck. Ihre Angehörigen (Nichte, Sohn) raten ihr sehr zu einer Therapie. Der Konfliktfokus liegt zunächst auf der supportiven Wiederherstellung der Alltagsfunktionsfähigkeit (Alltagsstruktur, soziale Kontakte). Das entspricht den Zielvorstellungen der Patientin. Am Ende der Therapie möchte Frau F. „sich fitter fühlen" und wieder mehr Freude empfinden.

Weitere Ziele der Behandlung sind Ich-Stärkung im Hinblick auf das Erlernen erwachsener Unabhängigkeit auch von ihrem Sohn. Es geht des Weiteren um die Durcharbeitung ihres familiären Hintergrunds, damit die aktuelle Krise für die Patientin besser verstehbar wird, mit dem Ausblick einer möglichen Neubewertung ihrer Entwicklung. Ihr bisher gelebtes Leben soll ihr gespiegelt werden und ihr dabei helfen, die anstehende Entwicklungsaufgabe des Alters besser annehmen zu können und mit Sinn zu füllen. Derzeit besteht noch eine Diskrepanz zwischen dem Therapiefokus und dem Fokus der Patientin, sodass noch fraglich ist, ob die Patientin sich darauf einlassen kann, sich mit dem Alter zu versöhnen und sich aus der „Rolle einer 17-jährigen Prinzessin" zu befreien. Ihre guten kognitiven und verbalen Fähigkeiten und ihre Interessiertheit an der Welt stellen verlässliche Ressourcen für die Therapie dar. Sie erscheint hinreichend differenziert, stabil und intelligent, um psychodynamische Zusammenhänge zu erfassen. Insgesamt ist die Prognose als ausreichend günstig einzuschätzen.

14 Übungen

14.1 Kleingruppenübung 1

Lesen Sie sich die biographischen Angaben durch und versuchen Sie, daraus eine Psychodynamik zu formulieren (Chiffre K171191). Die Angaben fallen hier länger aus, als sie in einem Bericht an den Gutachter sein sollten, um Ihnen zusätzliches Material an die Hand zu geben.

1. Relevante soziographische Daten: Die 36-jährige, ledige Patientin kommt auf eigenen Wunsch zur Therapie.

2. Symptomatik und psychischer Befund: Die Pat. berichtet, seit einer erneuten Fehlgeburt vor ca. 4 Monaten zunehmend unter Selbstvorwürfen, depressiver Leere, Antriebslosigkeit, Grübeln, Niedergeschlagenheit, innerer Unruhe, Leere, Ein-, und Durchschlafstörungen, Hoffnungslosigkeit, Selbstvorwürfen und Suizidfantasien zu leiden. Sie fühle sich angespannt, habe häufig Nacken-, Rücken- und Kopfschmerzen. Die Patientin erzählt, sie versuche seit drei Jahren ein Kind zu bekommen. Die Fruchtbarkeit beider Partner sei getestet und in Ordnung. Seit einem halben Jahr probiere das Paar es mit künstlicher Befruchtung. Mittlerweile habe sie allerdings kaum noch Hoffnung. Sie fühle sich für die Kinderlosigkeit schuldig. Die Pat. habe die Befürchtung, dass ihre zunehmende „Melancholie" Schuld daran sei, dass ihr Körper „kein Kind tragen wolle". Seit kurzem habe sie große Angst, ihr Partner könne sie wegen „ihrer Unfähigkeit" verlassen. Sie mache sich Sorgen um ihn und seine Stimmung. Eine ähnliche Symptomatik habe sie nach dem Suizid der jüngeren Schwester vor 15 Jahren gehabt.

Die Pat. ist wach, allseitig orientiert und bewusstseinsklar. Es gibt keinen Anhalt für formale und inhaltliche Denkstörungen. Die Pat. ist affektiv schwingungsfähig. Das intellektuelle Leistungsniveau liegt dem klinischen Eindruck nach im obersten Normbereich. Es lassen sich keine Anzeichen für Gedächtnisstörungen finden. Krankheitsverständnis, Krankheitseinsicht, Introspektions-, und Reflektionsfähigkeit sind gegeben. Es besteht keine akute Suizidalität.

Im Kontakt erscheint eine schlanke, gepflegte und altersgemäß aussehende Frau. Die Pat. ist offen und freundlich zugewandt. Die Körperhaltung ist leicht eingesunken. Die Augen sind gerötet und die Mimik etwas reduziert. Sie berichtet meist strukturiert und sehr ausführlich. Sie wirkt zunächst etwas unsicher und nervös, ist jedoch bald bemüht, die Stunde so „angenehm wie möglich" zu gestalten. Die positive Übertragung entfaltet sich schnell. Im Kontakt habe ich rasch das Bedürfnis, die Pat. beschützen und umsorgen zu wollen, wobei ich gleichsam das Gefühl habe, dass die Patientin sich um mich kümmern möchte.

3. Somatischer Befund: keine Auffälligkeiten

4. Behandlungsrelevante Angaben zur Lebensgeschichte und Krankheitsanamnese: Die Patientin berichtet, in Posen (Polen) geboren und mit beiden Eltern und einer zwei Jahre jüngeren Schwester aufgewachsen zu sein. Den Vater (+23, Ingenieurmechaniker) beschreibt sie als „unberechenbar, gemein, abwesend, depressiv, antriebslos oder hyperaktiv". Er habe entweder für Wochen antriebslos auf der Couch gelegen oder sei für die Arbeit unterwegs gewesen. In jedem Fall sei er für die Pat. kaum ansprechbar gewesen. Er habe sie in seinen manischen Phasen häufig als „faul und dumm" beschimpft. Von seiner Diagnose „Bipolare Störung" habe Pat. erst mit ca. 13 Jahren erfahren. Die Mutter (+21, Mode-Boutiquenmanagerin) sei „streng, ehrgeizig, leistungsorientiert und voller Energie". Eine „richtige Businesswoman, der ich wortwörtlich nie hinterher kam". Seit der Geburt der Pat. sei diese sehr aktiv und beruflich fast immer unterwegs gewesen. Die Pat. sei vorrangig von der Mutter ihrer Mutter betreut worden. Durch die Berufstätigkeit der Eltern sei sie viel alleine gewesen (bis abends im Aufenthaltsraum der Schule). Sie habe früh die Verantwortung für ihre sehr „kompromisslose, anstrengende, energievolle, extrovertierte, seelenverwandte" jüngere Schwester übernommen. Sich selbst beschreibt sie als „verträumt, melancholisch, introvertiert, langsam, gehemmt und schüchtern". Eine „Spätzünderin" sei sie gewesen und habe sich bis zur weiterführenden Schule als „komische Außenseiterin und die Dumme der Familie" begriffen. Die Mutter habe ihr Komplimente für „Aussehen, Hilfsbereitschaft, Nettigkeit, Fürsorge für ihre Schwester und Höflichkeit" gemacht, ihr aber ihre „Verträumtheit, Langsamkeit, Naivität und Ineffektivität" sorgenvoll vorgeworfen. Die Mutter sei über sie „entsetzt und enttäuscht" gewesen. Sie habe lange versucht, die Pat. zu „Eloquenz, schnellem Begreifen und Stärke" zu erziehen. Später, nach dem Suizid der Schwester vor 15 Jahren, habe ihr die Mutter gesagt, dass „diese Eigenschaften dich vermutlich gerettet haben, im Gegensatz zu deiner Schwester". Unter Menschen sei sie noch heute schnell unsicher und aufgeregt, fühle sich oft als „Hochstaplerin", deren eigentliches, fehlerhaftes Ich „man schon noch entdecken werde".

Als die Schwester mit 19 Jahren Selbstmord (Tabletten) beging, habe die Pat. selbst so viel mit dem Studium (Soziologie) zu tun gehabt, dass sie nicht gewusst habe, wie schlecht es der Schwester gegangen sei. Sie fühle sich „schuldig" für den Tod der Schwester, sei sie doch für diese „verantwortlich" gewesen. Möglicherweise hätte sie ihre Schwester „mit mehr Fürsorge oder Einfluss meiner ruhigen Art" vor dem Selbstmord bewahren können. Damals sei sie zum ersten Mal sehr depressiv gewesen. Nach dem Tod habe die Mutter begonnen zu „klammern", weshalb die Pat. zu ihrem Partner nach Berlin „geflohen" sei. Noch heute würde sich die Mutter „sehr sorgen". Sie sei „liebevoll" und wolle sich um die „noch verbliebene Tochter so gut wie möglich kümmern."

Ihr jetziger Partner (36, Unternehmensleiter), mit dem sie seit 12 Jahren zusammen sei, sei ihrer Mutter „sehr ähnlich". Er habe „sehr viel Energie, Erfolg und Antrieb", sei jedoch auch „sehr streng und bewertend". Sie könne sich „keinen anderen Typ Partner vorstellen" und sei „sehr glücklich" in der Beziehung. Das Paar habe eine sehr enge Bindung. Die Pat. kümmere sich sehr um ihn, die Wohnung und die gemeinsamen Hunde. Sie habe jedoch immer die Sorge, nicht zu genügen. Momentan fühle sie sich für ihre Kinderlosigkeit schuldig. Sie mache ihre emotionale Verfassung dafür verantwortlich. Auch ihre Mutter wünsche sich sehr ein Enkelkind und werfe der Pat. vor, Ihre Mutter werfe ihr vor, auf Grund ihrer „Laune" selbst Schuld daran zu sein, nicht schwanger zu werden.

Soweit die Angaben. Lesen Sie nur bis hier. Die Psychodynamik dazu, wie sie von einer Ausbildungskandidatin geschrieben wurde, folgt nach dem Trennstrich.

---

4. Psychodynamik: Die Bindung an die Eltern scheint schon früh gestört worden zu sein durch die Ablehnung und Abwesenheit der Mutter und der unvorhersehbaren und unberechenbaren Abwertung durch den Vater. Die Eltern scheinen, wenn sie mal anwesend waren, unfähig gewesen zu sein, die Bedürfnisse und Fähigkeiten des Kindes empathisch zu spiegeln. Vielmehr schien sich die Pat. selbst als Selbstobjekt für die Mutter zur Verfügung zu stellen. Die Mutter scheint eigene ungeliebte Anteile (u.a. Langsamkeit, Naivität, Unbeholfenheit) in Form von projektiver Identifikation auf die Pat gelegt zu haben. Der Vater scheint dahingegen gar nicht erst als aktiv erziehende Figur aufgetreten zu sein und wird demnach kein autonomieanregendes Umfeld geboten haben. Eine Triangulierung wird kaum stattgefunden haben.

Die Pat. hat ihren inneren Konflikt zwischen Selbstwert und Objektwert zu lösen versucht, indem sie sich nicht gestattete, eigene Wünsche und Triebe zu erleben. Wenn diese Emotionen doch einmal aufkamen, scheinen sie für die Pat. unmittelbar mit Angst und Schuldgefühlen einhergegangen zu sein. Um diese negativen, den Selbstwert bedrohenden Emotionen nicht erleben zu müssen, vielmehr Liebe und Aufmerksamkeit zu erarbeiten, hat die Pat. vorrangig die Erwartungen der Mutter (u.a. nett, angepasst, lieb, genügsam, hübsch sein) aktiv erfüllt. Auch die Übernahme von Verantwortung für die Bedürfnisse von Mutter und Schwester (Praktifizierung) scheint dieser Motivation entsprungen zu sein. Der Selbstwert der Pat. basiert offensichtlich auf der Identifikation mit dem elterlichen, bzw. mütterlichen, strengen Über-Ich. Es scheint, als wolle sich die Pat. mit der idealisierten Mutter („liebevoll, geschmackvoll, erfolgreich“) identifizieren. Die immer wieder aufkommenden Selbstzweifel wurden und werden mit der Unentbehrlichkeit für u.a. Schwester, Mutter, Partner ausgeglichen. Die strengen, abwertenden elterlichen Stimmen wurden demnach internalisiert und fungieren nunmehr als strenges Über-Ich.

Aktuell besteht ein („egoistischer“) Kinderwunsch, der möglicherweise bereits als orale Versuchung gesehen werden kann und demnach Schuldgefühle bzw. depressive Leere verursacht. Die Patientin fühlt sich außerdem zunehmend schuldig, da sie in ihrer Wahrnehmung als sorgendes, helfendes Subjekt, das ihrem Partner ein Kind zu schenken habe, versage.

Durch das Beobachten von Paaren mit Kindern werden wahrscheinlich orale Neidaggressionen ausgelöst. Aus Angst vor Objektverlust und weiteren Schuldgefühlen werden jedoch Wut, Trotz und Frustration aus der Beziehung gehalten und ebenfalls gegen das eigene Selbst in Form von Selbstabwertung gerichtet.

Weil die ersehnte Schwangerschaft nicht eintritt, nehmen beschriebene Schuldgefühle, depressive Leere und Selbstabwertung beständig zu. Auch die Kompensation, negative Affekte ins Gegenteil zu wandeln, scheint nicht mehr genügend zu funktionieren, da Fürsorge, Nettigkeit und Wiedergutmachung langfristig nichts an der Sorge und Enttäuschung über die ausstehenden Schwangerschaft ändern können. Weitere Selbstverlustängste und die depressive Leere, die also bisher kompensiert wurde, drängen nun ungeschwächt ins Bewusste und sorgen für eine depressive Dekompensation.

Die Depression könnte außerdem als verzweifelter Versuch gewertet werden, vom Partner die lebensnotwendige Zuwendung zu erzwingen, um nicht ob der befürchteten Enttäuschung (Kinderlosigkeit) verlassen zu werden.

Abwehrmechanismen: Reaktionsbildung, Verschiebung, Wendung gegen das Selbst, Altruistische Wunschabtretung, Idealisierung (Mutter, Partner), Sublimierung (Arbeit), Introjektion abwertender Objektanteile (Eltern)

5. Diagnose zum Zeitpunkt der Antragsstellung: ICD-10 F33.1 Rezidivierende depressive Störung, gegenwärtig mittelgradige Episode, bei mäßig integrierter, unsicher-narzisstischer Neurosenstruktur. Es besteht ein Bindungskonflikt im passiven Modus, der überwiegend mit altruistischer Bedürfnisabtretung kompensiert wird.

6. Behandlungsplan und Prognose: Die Pat. kommt auf eigenen Wunsch mit akutem Leidensdruck. Der Behandlungswunsch ergibt sich in erster Linie aufgrund verstärkt auftretender depressiver Symptomatik. Die Einsicht in die psychodynamischen Zusammenhänge einiger wesentlicher dysfunktionaler Verhaltens- und Erlebensmuster (u.a. altruistische Bedürfnisabtretung) soll mittels Klarifikation, Konfrontation und Deutung soweit erarbeitet werden, dass die Patientin befähigt wird, diese strukturbezogenen Antriebe und Motive unter die Kontrolle ihres Ichs zu stellen. Das heißt, dass die Pat. lernen sollte, auch negative Affekte wie Wut, Aggressionen und Neid zunehmend bewusst zu spüren. Die Pat. sollte lernen sich mehr von ihrer Mutter und ihrem Partner abzugrenzen, insgesamt autonomer zu werden, Hilfe anzunehmen und mehr genussvollen Aktivitäten nachzugehen, ohne ein übermäßig schlechtes Gewissen zu haben (Über-Ich-Entlastung). Möglicherweise können die bewussten Aggressionen gegen den Vater und die Idealisierung der Mutter um komplementäre Empfindungen und Gedanken ergänzt werden, so dass realistischere und ganzheitlichere Objekt-Repräsentanzen entstehen. Da das Krankheitskonzept der Pat. überwiegend interpersonelle Einflussfaktoren beinhaltet, sie sich also die Schuld und Verantwortung für beinahe jegliches Geschehen gibt, sollten in der Therapie auch situative Faktoren ausgemacht und einbezogen werden.

Die Indikation einer tiefenpsychologisch fundierten Psychotherapie ist damit gegeben. Der sekundäre Krankheitsgewinn, durch die Symptomatik Aufmerksamkeit und Fürsorge zu rechtfertigen, könnte prognoseeinschränkend gewertet werden. Aufgrund einer bereits angebahnten vertrauensvollen therapeutischen Beziehung, der gegebenen Motivation, Selbstreflexion, Zuverlässigkeit und der bisherigen Leistungslinie ist jedoch insgesamt von einer ausreichend günstigen Prognose auszugehen. Vorgesehen sind 60 Stunden einer einmal wöchentlich stattfindenden tiefenpsychologisch fundierten Einzeltherapie.

14.2 Kleingruppenübung 2

Oftmals müssen Berichte in mehr oder minder erheblichem Umfang korrigiert und verbessert werden. Das zweite Beispiel zeigt den ursprünglich geschriebenen Bericht und im Anschluss die korrigierte Fassung. Die Texte befinden sich auf der Internetseite *geraldmackenthun.de/berichte-schreiben* mit dem Dateinamen *Kleingruppenübung_2.pdf* (ganz bis zum Ende der Seite scrollen). Lesen Sie zuerst die Ursprungsfassung. Drucken Sie diese evtl. aus. Überlegen Sie dann, wie Sie diesen Bericht verbessern könnten. Vergleichen Sie Ihre Fassung mit dem anschließend abgedruckten Vorschlag.

14.3 Beispiel Obergutachterverfahren

Obergutachter-Verfahren sind selten, aber interessant. Auf der Internetseite *geraldmackenthun.de/berichte-schreiben* wird ein vollständiges Verfahren dokumentiert. Dateiname: *R080182_Obergutachterverfahren.pdf* (bis ans Ende der Seite scrollen).

15 Literatur

Adler, Dieter (2012) Der Antrag auf psychodynamische Psychotherapie: Ein Leitfaden zur Berichterstellung (inkl. Kinder- und Jugendlichen- und Gruppenpsychotherapie), Gießen, Psychosozial-Verlag, 584 S., 59,90 €, ISBN 978-3837921977

Arbeitskreis OPD, siehe OPD

Beck, Aaron T.; **Freeman**, Arthur (1993) Kognitive Therapie der Persönlichkeitsstörungen. 4. Auflage, BeltzPVU, 338 S., ISBN 978-3621271554

Boessmann, Udo (2012) Berichte an den Gutachter schnell und sicher schreiben: Kompendium und Repetitorium für Psychodynamische Psychotherapie mit begleitendem Internet-Programm (www.bericht-online.de). Deutscher Psychologen-Verlag, 224 S., 39,90 €, ISBN 978-3942761116

Boessmann, Udo; **Remmers**, Arno (2016) Praktischer Leitfaden der tiefenpsychologisch fundierten Richtlinientherapie. Wissenschaftliche Grundlagen – Psychodynamische Grundbegriffe – Diagnostik und Therapietechniken. 432 S., Berlin, Deutscher Psychologen Verlag, 30,- €, ISBN 978-3942761406

Deneke, Friedrich Wilhelm (2013) Psychodynamik und Neurobiologie. Dynamische Persönlichkeitstheorie und psychische Krankheit. Eine Revision psychoanalytischer Basiskonzepte. Stuttgart, Schattauer, 476 S. mit Sach- und Personenverzeichnis, 26 Abbildungen, 49,99 €, ISBN 978-3-7945-2949-0

Grande, Tilman (2007) „Wie stellen sich Konflikt und Struktur in Beziehungen dar?“ *Z Psychosom Med Psychother* 53/2007, S. 144–162

Herman, Judith (2014) Die Narben der Gewalt. Traumatische Erfahrungen verstehen und überwinden. 4. Auflage, Paderborn, Junfermann, 400 S., 35,00 €, ISBN 978-3873875258

Hiller, Leibing, Leichsenring, Sulz (Hg.) (2004) (Das große) Lehrbuch der Psychotherapie. Bd. 1: Wissenschaftliche Grundlagen der Psychotherapie. 2. Auflage München, CIP-Medien, 350 S., 74,00 €, ISBN 978-3932096310

Hoffmann, Sven O; **Hochapfel**, Frank R. (2009) Neurotische Störungen und Psychosomatische Medizin. Hg. zus. mit Annegret Eckhardt-Henn und Gereon Heuft. 8., vollständig überarbeitete und erweiterte Auflage, 516 S., Stuttgart, Schattauer, ISBN 978-3-7945-2619-2

ICD-10 (2011) ICD-10-GM 2011: Internationale statistische Klassifikation der Krankheiten und verwandter Gesundheitsprobleme, 10. Revision. Bearbeitet von Bernd Graubner. Deutscher Ärzte-Verlag, 858 S., kostenlos bei der KV (im Buchhandel 24,95 €), ISBN 978-3769134599

Jaeggi, Eva; **Riegels**, Volker (2009) Techniken und Theorien der tiefenpsychologisch fundierten Psychotherapie. Klett-Cotta, 245 S., 26,95 €, ISBN 978-3608945249

Jungclaussen, Ingo (2013) Handbuch Psychotherapie-Antrag: Psychodynamisches Verstehen und effizientes Berichtschreiben in der tiefenpsychologisch fundierten Psychotherapie. 3. unveränderte Auflage 2015, 346 S., Stuttgart, Schattauer, 59,99 €, ISBN 978-3794528417

Köhler, Thomas (2010) Fibromyalgie: Ursachen und Therapie einer chronischen Schmerzerkrankung. 248 S., Klett-Cotta-Verlag, 27,- €, ISBN 978-3608890938

Köhler, Thomas (2013) Medizin für Psychologen und Psychotherapeuten: Orientiert an der Approbationsordnung für Psychologische Psychotherapeuten. 3. Auflage, 372 S., Stuttgart, Schattauer, 39,99 €, ISBN 978-3794529339

Köhler, Thomas (2016) Pharmakotherapie in der Psychotherapie: Ein Kompendium für Psychologen und psychologische Psychotherapeuten. 6., erweiterte Auflage, 204 S., Pabst Science Publishers, 20,- €, ISBN 978-3958532052

Leichsenring, Falk (Hg.) (2006) Lehrbuch der Psychotherapie. Bd. 2: Psychoanalytische und tiefenpsychologisch fundierte Therapie. München, CIP-Medien, 74,- €, ISBN 978-3932096327

Lohmann, Hans Martin; **Pfeiffer**, Joachim (2006) Freud-Handbuch. Leben - Werk - Wirkung. Stuttgart, J.B. Metzler Verlag, 460 S., 64,95 €, ISBN 978-3476018960

Lorenzer, Alfred (2006) Szenisches Verstehen. Zur Erkenntnis des Unbewussten. Hg. von Ulrike Prokop und Bernhard Görlich. 218 S., Tectum-Verlag, 24,90 €, ISBN 978-3828889347

Mackenthun, Gerald (2013) Grundlagen der Tiefenpsychologie. Gießen, Psychosozial-Verlag, 360 S., 39,90 €, ISBN 978-3837922851

Mentzos, Stavros (2013) Lehrbuch der Psychodynamik: Die Funktion der Dysfunktionalität psychischer Störungen. Vandenhoeck & Ruprecht, 7. Auflage 2015, 302 S., 39,99 €, ISBN 978-3525401231

OPD/Arbeitskreis OPD (2014) OPD-2 – Operationalisierte Psychodynamische Diagnostik: Das Manual für Diagnostik und Therapieplanung. Hg. Arbeitskreis OPD, 3. überarbeitete Auflage Bern, Huber, 492 S., 64,95 €, ISBN 978-3456854052

Reimer, Christian; **Rüger**, Ulrich (2006) Psychodynamische Psychotherapien. Lehrbuch der tiefenpsychologisch fundierten Psychotherapieverfahren. Dritte, vollständig neu bearbeitete und aktualisierte Auflage, 59,99 €, Heidelberg, Springer, 448 S., 4. Auflage: ISBN 978-3642298967 – 4. Auflage 2012

Rudolf, Gerd (2006) Strukturbezogene Psychotherapie. 2. Auflage, Stuttgart, Schattauer, 238 S., ISBN 978-379452537

Rudolf, Gerd; **Henningsen**, Peter (2007) Psychotherapeutische Medizin und Psychosomatik. 6., neu bearbeitete Auflage, Stuttgart, Georg Thieme, 49,99 €, ISBN 978-3131251763

Rudolf, Gerd (2010) Psychodynamische Psychotherapie. Die Arbeit an Konflikt, Struktur und Trauma. Stuttgart, Schattauer, 288 S., ISBN 978-3794527847

Rüger, Ulrich; **Dahm**, Andreas u.a (Hg.) (2009) Faber-Haarstrick-Kommentar Psychotherapie-Richtlinien, 8. Auflage, Urban & Fischer Verlag/Elsevier GmbH; 232 S., 49,99 €, ISBN 978-3437228629

Wittchen, Hans-Ulrich; **Hoyer**, Jürgen (2011) Klinische Psychologie & Psychotherapie (Lehrbuch mit Online-Materialien). 2. Auflage, Heidelberg Berlin, Springer, 1168 S., 49,95 €, ISBN 978-3642130175

Wöller, Wolfgang; **Kruse**, Johannes (2010) Tiefenpsychologisch fundierte Psychotherapie. Basisbuch und Praxisleitfaden. 3., überarbeitete und erweiterte Auflage. Stuttgart, Schattauer, 582 S., 49,95 €, ISBN 978-3794526642

* * *

16 Anhang

Auf der Seite *http://geraldmackenthun.de/berichte-schreiben/* finden Sie zum Downloaden folgende Dateien im PDF-Format:

- Informationen der KBV für niedergelassene Therapeuten über die Veränderungen in der Psychotherapie-Richtlinie vom 1. April 2017
- Den ab 1.4.2017 gültige Leitfaden zum Erstellen des Berichts an den Gutachter (VT, TP, AP) (Quelle: KBV)
- eine Tabelle mit allen Versorgungsangeboten für Erwachsene (Einzel und Gruppe) (Quelle: KBV) und
- eine Tabelle mit allen Versorgungsangeboten für Kinder und Jugendliche (Einzel und Gruppe) (Quelle: KBV)
- eine kurze Vorstellung und einen Vergleich von ICD-10, OPD-2, das Global Assessment of Functioning (GAF) und das Diagnostic and Statistical Manual of Mental Disorders (DSM V)
- einen vierseitigen Überblick über das OPD-2-Buch einschließlich einer Beschreibung der fünf „Achsen" und
- die vollständige Mustersammlung aller ab 1.4.2017 gültigen Psychotherapie-Formulare (Quelle: KBV).

Weitere Bücher vom Autor

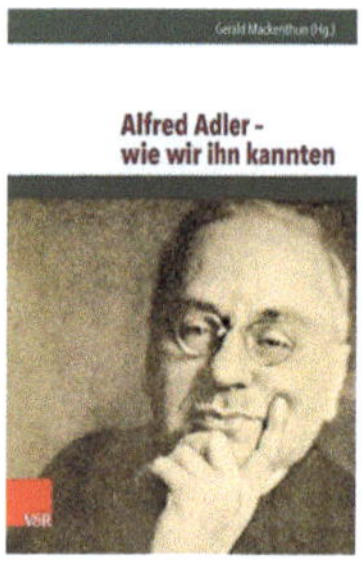

**Gerald Mackenthun (Hg.) Alfred Adler –
wie wir ihn kannten (2015)**
304 S., Göttingen, Vandenhoeck & Ruprecht, , Paperback,
€ 34,99, ISBN 978-3-525-46058-0.

Dieses Buch vereint zum ersten Mal alle international verfügbaren Zeugnisse von Zeitgenossen über Alfred Adler (1870–1937). So erhellt sich die bisher eher im Verborgenen gebliebene Person Adlers, der selbst wenig Autobiografisches hinterlassen hat.

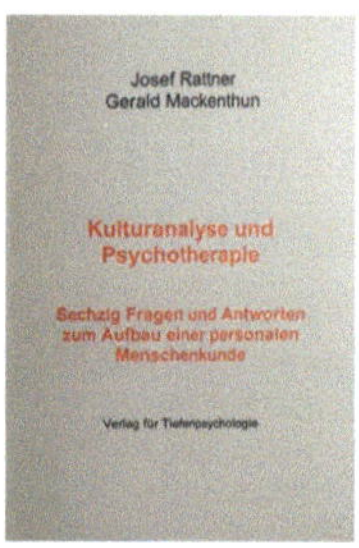

**Josef Rattner / Gerald Mackenthun:
Kulturanalyse und Psychotherapie.
Sechzig Fragen und Antworten zum Aufbau einer personalen
Menschenkunde (2015)**
198 S., Berlin, Verlag für Tiefenpsychologie, Paperback, **€ 20,00**,
ISBN 978-3-921836-54-5

Das vorliegende Buch ist aus der längeren Zusammenarbeit der beiden Autoren entstanden. Sie überlegten, ob es nicht sinnvoll wäre, den Älteren über die Erfahrungen seines Lebens und seines Berufs eingehend zu befragen.

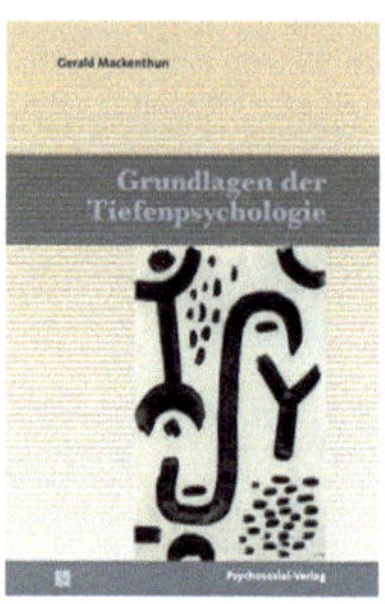

Gerald Mackenthun: Grundlagen der Tiefenpsychologie (2013)
350 S., Gießen, Psychosozial-Verlag, gebundene Ausgabe, **€ 39,90**,
ISBN 978-3-8379-2285-1

Dieses Buch bietet einen fundierten Überblick über das höchst lebendige Gebiet der Tiefenpsychologie: ihre Geschichte, die gemeinsamen Grundlagen, die wichtigsten Vertreter und die zentralen Begriffe.